DIE ADIPOSITAS KUR

DIE EINZIGE METHODE, DIE AN DER URSACHE FÜR

FETTSUCHT UND ÜBERGEWICHT

ANSETZT UND DIESE

FÜR IMMER BESEITIGT

...UND WARUM SIE BISHER VERMUTLICH
NOCH NICHTS DARÜBER
ERFAHREN HABEN.

VON MATTHIAS JÜNEMANN

Sachbuch © 2012

FSC
www.fsc.org
MIX
Papier aus verantwortungsvollen Quellen
Paper from responsible sources
FSC® C105338

Legende

Matthias Jünemann

***

www.Die-Adipositas-Kur.de

***

Matthias Jünemann
Tellstr. 11
90409 Nürnberg

***

2. Erweiterte Fassung – 9 - 2012
Herstellung und Verlag dieser Ausgabe:
Books on Demand GmbH * Norderstedt

***

***

ISBN: 978-3842372320

Prolog

Ein paar Worte vorab

Manchmal kommt es dicke. Dann bekommst Du dein Fett ab und ewig nicht mehr los. Auf ketario.de, dem Forum, in dem Die Adipositas Kur eine Heimat gefunden hat, kann man nachlesen, dass jeder eine Chance hat.

Hier können Sie mit Gleichgesinnten und auch dem Autor in Kontakt treten.

Im Buch angegebene Links geben Sie bitte per Hand in Ihren Internetbrowser ein.

Einige der häufig kryptischen und langen Links wurden mit den Services trimr.de und 7.ly verkürzt.

Diese vollkommen überarbeitete Fassung beinhaltet neben den bewährten Anweisungen zur Adipositas Kur aktualisierte Quellen und eine Aufstellung der Erfahrungen und Erkenntnisgewinne für die (verlängerte) Stabilisierungsphase. Ein Abschnitt befasst sich mit der Thematik Kinder und Jugendliche im Hinblick auf Die Adipositas Kur.

Im Besonderen gehe ich auf die Vorteile von Mikronährstoffen für die Zellernährung, den Zellschutz und die Entgiftung des Körpers und des Gehirns ein.

Stress, mental, physisch oder psychisch ist einer der größten Verhinderer von Gewichtsabnahme und Gewichtsstabilisierung. Erfahren Sie, wie Sie diesen mit einer revolutionären Technik, der „Kraftvollen Pause“ - Methode einfach und schnell eliminieren und wie Sie so das Cortisol in seine Schranken weisen können.

Unsere Foris sind fleissig und kreativ im Erstellen von Rezepten für Die Adipositas Kur. Einige haben ihren Weg in die Neufassung gefunden. Vielen Dank dafür an Euch, dass ich diese benutzen konnte.

Gleichzeitig habe ich die Übersetzung von Dr. Simeons Werk gekürzt und biete die vollständige Fassung für alle Interessierten kostenlos als PDF-Download an. Mehr dazu am Ende des Buches.

Bilder gibt es jetzt ausschliesslich in Schwarz/Weiß, um den Buchpreis niedrig zu halten.

InfoTipp:

www.ketario.de
Das Forum zu LC und Die Adipositas Kur

Ich danke meinen Eltern für Ihre immerwährende Unterstützung und Liebe.

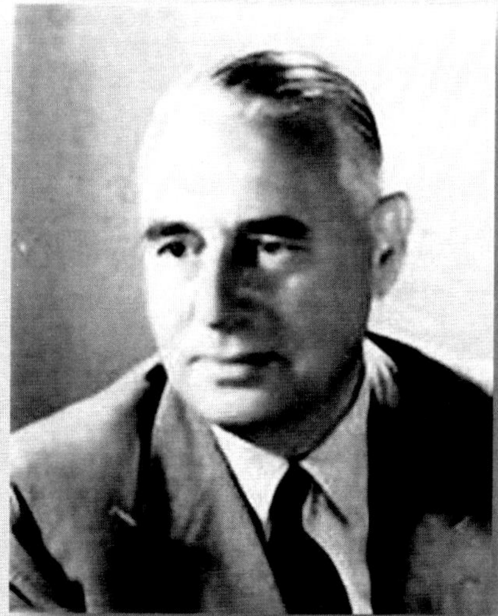

DOKTOR A.T.W. SIMEONS

“IT'S LIKE TEN THOUSAND SPOONS WHEN ALL YOU NEED IS A KNIFE”

- AUS ALANIS MORISSETTE'S LIED “IRONIC” -

Vorwort

Liebe Leserin, lieber Leser,

Die vorangestellte Zeile aus dem Lied „Ironic" von Alanis Morissette illustriert in meinen Augen sehr deutlich, in welcher Situation die Übergewichtigen und Adipösen sich heute befinden. Alles, was für die Gewichtsabnahme auf dem Markt ist, hat die Effizienz zehntausend nicht zu gebrauchender Löffel. Wir benötigen aber ein Messer, da das, was vor uns liegt, nur geschnitten und nicht gelöffelt werden kann. Was benötigt wird, ist ein effektives 'Werkzeug' und das schien bisher nicht vorhanden zu sein, um das oft jahre- und jahrzehntelange Leiden übergewichtiger Menschen zu beenden. Mit dem zitierten „Messer" meine ich hier natürlich nicht das Chirurgenbesteck für aufwändige Magenverkleinerungs-Operationen und Fettabsaugungen.

Zurück zum 'effektiven Messer' – es existiert. Und zwar schon seit mehr als einem halben Jahrhundert! Nur Sie und ich kannten es bis dato noch nicht.

Dieses Buch wird Ihnen eine Methode vorstellen, mit der Sie sich eigenverantwortlich von Ihrem „Fettpanzer" befreien können. Auf sehr bequeme Art und Weise werden Sie ohne quälenden Hunger, ohne Sport (sofern Sie nicht mögen), in kürzester Zeit und dauerhaft Ihre abnormalen Fettreserven verlieren.

Sie müssen dazu keine teuren Formula- oder einseitigen Diäten machen, Sie brauchen sich in keinem Fitness-Studio anzumelden, keine unnützen Trainingsgeräte mehr zu bestellen, müssen keine chirurgischen Eingriffe befürchten und sich nicht mental schlank denken. Sie werden wieder Frau/Herr über Ihren eigenen Körper sein. Sie werden die erlernte Hilflosigkeit gegenüber Ihrer derzeitigen Übergewichts-Situation wieder verlernen. Ich werde Sie auch nicht mit abgenutzten Begriffen wie „Bodymaßindex", „Idealgewicht", „Waist-to-Hip Ratio" (Taille-Hüfte-Verhältnis) und dergleichen langweilen.

Ich werde Ihnen die, in meinen Augen offensichtliche, Sinnlosigkeit anderer Reduktionsmethoden darlegen – und zwar an nur einem einzigen Kriterium gemessen: Dem Kriterium, ob die physische, diätetische oder psychologische Maßnahme zur Gewichtsreduktion an der Ursache ansetzt und diese heilt, oder ob lediglich Symptome behandelt werden.

Ebenso werde ich Ihnen erläutern, warum Sie möglicherweise übergewichtig/fettleibig geworden sind, was genau das in Ihrem Körper ausgelöst hat. Und: warum man durch Eliminierung der Auslöser Überessen, Bewegungsmangel, starke Stress-Belastungen und Ähnlichem **nicht** dauerhaft abnimmt, nicht an die Wurzel des Übels geht.

Sie haben sicher schon unzählige Male gehört, dass Sie weniger essen und sich mehr bewegen sollen. Sollte Ihnen das Ihr Arzt gesagt haben, dann wechseln Sie ihn. Er hat nämlich keinen Schimmer, was mit Ihnen wirklich los ist.

Die genannten Auslöser zu bekämpfen, wäre das Gleiche, wie wenn Sie einen Brand löschen wollten, indem Sie das Feuerzeug und den Brandbeschleuniger von der Brandstelle entfernten. Was würde passieren? Nichts. Das Feuer würde locker weiterbrennen, bis alles verkohlt ist.

Und genauso verhält es sich mit den Auslösern Ihres Übergewichts / Ihrer Fettsucht: Wenn Sie Ihre Kalorienzufuhr reduzieren und / oder mehr Sport treiben, so verschieben Sie Ihre Symptome, und im schlechtesten Fall verschlimmern Sie diese. Stichwort: Jojo-Effekt. Wenn Sie nämlich mit dem Sport aufhören, nehmen Sie als Folge Ihr bereits verlorenes Gewicht wieder zu. Das Geiche geschieht nach Beendigung einer Diät. Warum?

Weil Sie nicht die Ursache für Ihr Übergewicht beseitigt und geheilt haben.

„Abnehmen ist Kopfsache!“ sagen manche. Und da haben sie auch recht. Nur vielleicht anders, als sie (und Sie) möglicherweise meinen ...

Aber nun - langer Vorrede kurzer Sinn: Ran an den Speck!

INHALTSVERZEICHNIS

TEIL I

Einleitung

Die frohe Botschaft, die ich Ihnen in diesem Buch näher bringen möchte, ist, dass es nicht nur eine Diät gibt, mit der Sie schneller abnehmen werden als jemals zuvor, sondern dass es DIE Kur ist, die die Ursache für Fettleibigkeit und Übergewicht ein für alle Mal korrigiert (wenn Sie es richtig anstellen).

Was ist nun aber diese ominöse Ursache? Ich will Sie nicht länger auf die Folter spannen. **Es ist eine Störung oder Fehlfunktion Ihres Hypothalamus.** Dieser arbeitet nicht mehr so, wie er soll und verursacht das unangemessene Anlagern von abnormalen Fettreserven.

Wie bitte? Ja, richtig gelesen. Die Hauptregulationsdrüse Ihres Gehirns (im Kopf!) für Ihren gesamten Körper arbeitet nicht korrekt. Diese Störung ist somit die Hauptursache, warum Sie fettleibig sind.

Um eines vorwegzunehmen: Diese Erkenntnis ist nicht auf meinem Mist gewachsen. Ich bin weder Arzt noch Forscher auf medizinischem Gebiet. Ich bin Betroffener und - bis vor kurzem – Leidender, und ich kann es nicht verstehen, dass diese Erkenntnis nicht für jeden Menschen offen steht. Besonders im deutschsprachigen Raum ist die Methode fast vollkommen unbekannt. Und somit ist es zu meiner Hauptmotivation geworden, das Ihnen vorliegende Buch zu schreiben.

IN TEIL ZWEI DIESES BUCHES finden Sie eine gekürzte deutsche Fassung des Werkes des genialen Arztes A. T. W. Simeons. Diese wird hiermit erstmals einer breiten deutschsprachigen Öffentlichkeit in deutscher Übersetzung bereitgestellt. Um mehr eigene Erfahrungen einbringen zu können und um den Preis des Buches nicht zu hoch ansetzen zu müssen, habe ich die vollständige Übersetzung ausgelagert und biete sie als PDF – Download am Ende des Buches kostenlos an. Ich habe recherchiert und bisher keine weitere deutsche Übersetzung finden können.

Im englischsprachigen Raum ist die (englische) Abhandlung frei verfügbar und kann als PDF heruntergeladen werden. Wer aber nicht der englischen Sprache mächtig ist, dem bleiben diese Informationen verschlossen. Man darf sich die Frage stellen, warum das so ist. Die Antwort ist recht einfach. Bestimmte Interessengruppen sind überhaupt nicht daran interessiert, dass diese Informationen bereitgestellt werden. Diese Gruppen würden eine

Menge Geld verlieren, wenn „Die Adipositas Kur“ breiten Zuspruch finden würde.

Denn sowohl Pharmaindustrie, Nahrungsmittel- und die gesamte Diätprodukte-Industrie als auch die Hersteller von Fitnessgeräten, Hersteller und professionelle Anwender von Ultraschall-Kavitations- und Radiofrequenz-Geräten zur Fettauflösung verdienen nur dann, wenn Sie dick bleiben und verzweifelt um eine Abnahme kämpfen, um es letztlich doch nicht zu schaffen. So bleiben Sie immer im Kreislauf von Hoffnung, Kampf, Verzweiflung und aufkeimender neuer Hoffnung stecken, und probieren das nächste 'Wundermittel' aus. Ich denke, dass Ihnen dies sehr bekannt vorkommt. Mir ging es ganz genauso. Auch das will ich Ihnen gerne im Verlauf des Buches kurz schildern.

Doktor Simeons Arbeit

Doktor Simeons wurde in London geboren und schloss sein Medizinstudium an der Universität Heidelberg mit „Summa cum laude“ ab. Nach dem Studium in Deutschland und der Schweiz wurde er in einer großen chirurgischen Klinik in der Nähe von Dresden angestellt. Später vertiefte er sich in das Studium von Tropenkrankheiten und schloss sich dem Tropeninstitut in Hamburg an. Dann arbeitete er zwei Jahre in Afrika. Im Jahre 1931 ging er nach Indien, welches ihn so faszinierte, dass er für 18 Jahre dort blieb.

Er entdeckte eine Behandlung gegen Malaria und erhielt dafür einen Verdienstorden der Queen von England, sowie einen Auftrag des Roten Kreuzes, eine Methode zur Einfärbung der Malariaparasiten zu entwickeln, die jetzt als „Simeons Flecken“ bekannt sind. Während des zweiten Weltkrieges hatte er mehrere wichtige Posten bei der indischen Regierung inne und führte intensive Beulenpest- und Lepra-Forschungen durch. Eine Leprakolonie, die er errichtet hatte, ist jetzt ein All-India-Center geworden.

Nachdem Indien unabhängig wurde, gründete Dr. Simeons eine eigene Praxis in Bombay und wurde häufig auch von Regierungsbeamten konsultiert. Im Jahre 1949 zog er mit seiner Frau und drei Söhnen nach Rom, wo er im „Salvator Mundi International Hospital“ an der Heilung psychosomatischer Störungen bis zu seinem Tode im Jahre 1970 arbeitete.

Dr. Simeons ist Autor mehrerer medizinischer Bücher und hat zu zahlreichen wissenschaftlichen Publikationen beigetragen.

Als herausragender englischer Endokrinologe verbrachte er 30 Jahre seines Lebens damit, die Ursache der Fettsucht aufzuspüren. Er erforschte mögliche Zusammenhänge zum Hormonsystem und zu psychosomatischen Krankheiten. Er untersuchte und erforschte die Schilddrüse, die Hypophyse, die Nebennieren, die Bauchspeicheldrüse, die Gallenblase und über 100 weitere Körperorgane und -funktionen. Er analysierte jeden denkbaren Lösungsansatz und wertete dafür Datenmaterial aus aller Welt aus.

Zwischen **den verschiedenen Organen und der Krankheit konnte er keine Zusammenhänge** finden. Dr. Simeons vermutete daher, dass der Schlüssel zur Fettleibigkeit im Zwischenhirn liegen muss, einer Hirnregion, in der sich auch der Thalamus und der Hypothalamus befinden. Seine Entdeckung war:

Eine Fehlfunktion des Hypothalamus ist die Hauptursache der Adipositas.

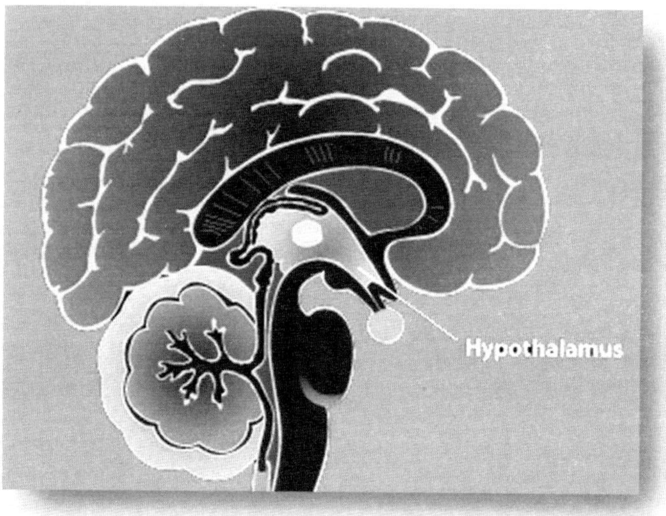

Fettleibigkeit wird demnach nicht einfach durch übermäßigen Genuss von Nahrungsmitteln hervorgerufen. Exzessives Essen und Adipositas sind vielmehr die Folge – und nicht der Auslöser – einer Stoffwechselstörung.

Seinen Erkenntnisdurchbruch hatte Simeons bei der Evaluierung von Daten über indische schwangere Frauen: Sogar unterernährte beobachtete schwangere Frauen arbeiteten körperlich sehr hart, aßen dabei aber kaum und brachten trotzdem gesunde, normalgewichtige Kinder zur Welt. Die schwangeren Frauen verspürten dabei aber keinen Hunger und schadeten auch nicht ihrem Nachwuchs.

Das heißt auch, dass eine Frau in der Schwangerschaft nicht „für zwei essen" muss, wie eine immer noch gern genommene Regel lautet, sondern dass die übergewichtige Schwangere die einmalige Chance hat, Gewicht zu reduzieren, ohne dass ihrem Baby dadurch Schaden zugefügt wird.

Nach langjährigen Untersuchungen konnte Simeons diese Wirkung einer Substanz namens HCG (Humanes Chorion Gonadotropin) zuschreiben, welches während der Schwangerschaft in der Plazenta reichlich produziert wird, um die Ernährung des Fötus sicherzustellen. HCG ist das größte Glycoprotein-Molekül des menschlichen Körpers – es handelt sich also um eine hormon-ähnliche Substanz und ist kein Hormon! Simeons überlegte, ob HCG helfen könne, die krankhaften Fettreserven auch bei nicht schwangeren Frauen (und Männern) abzubauen. Er untersuchte daraufhin die äußerst seltenen Fälle adipöser Jungen in Indien, die durch tägliche Gaben kleiner Mengen HCGs von ihrer Krankheit geheilt werden konnten: Alle verloren ihren übergroßen Appetit und erreichten ihr Normalgewicht.

Die drei Fettarten

Unser Körper besteht unter anderem aus drei Arten von Fett mit unterschiedlicher Aufgabenverteilung:

Strukturelles Fett schützt die wichtigen Körperorgane und Gelenke und wird normalerweise gar nicht verstoffwechselt.

Normale Fettreserven sind im ganzen Körper verteilt und werden abgebaut, wenn der Organismus gerade zu wenig Energie aus der Nahrung ziehen kann (z.B. bei Reduktionsdiäten). Diese beiden essenziellen Fettarten sind demnach für uns unverzichtbar.

Krankhaft gespeichertes Fett (auch als „adipöses Fett" bezeichnet) wird unter der Haut und um die Organe herum als zusätzliche Energiereserve für eventuelle Zeiten schwerer Mangelernährung angelagert. Bei fettleibigen Menschen sammelt es sich an den 'üblich verdächtigen' Körperteilen wie Bauch, sowie in der Bauchhöhle (als viszerales Fett), an Oberschenkeln, Knien, Knöcheln und Oberarmen an. Ebenso sind in der Regel Hüften, Rücken, Nacken und Gesäß betroffen. Aber wem erzähle ich das?!

Abnormales Fett ist nicht nur für unförmige Körper-Proportionen verantwortlich, sondern verursacht auch gesundheitliche Nachteile wie erhöhtes Krebs-, Schlaganfall- und Herzinfarkt Risiko – ganz zu schweigen von den Belastungen der Gelenke und des gesamten Skelettsystems sowie von den vielfältigen Problemen wie Verstopfung, Diabetes, Gicht, Rheuma, Arthritis, Bluthochdruck, Arterienverkalkung und möglichen Hirnblutungen.

Auch mentale und psychische Probleme resultieren aus der Fettsucht und sind nicht etwa grundsätzlich deren Auslöser. Manchmal aber eben doch. Es käme auf den Versuch an, sich die psychischen Probleme mal nach einer (dieser) richtigen Adipositas–Kur zu betrachten. Wahrscheinlich werden diese verschwunden sein und wenn nicht, dann nur noch in sehr milder Form auftreten.

In der Regel sind krankhafte Fettreserven für den Stoffwechsel nicht mobilisierbar. Sie werden erst kurz vor einem eventuellen Verhungern freigegeben.

Das ist auch der Grund, warum normale Diäten und Sport beim Abnehmen nicht langfristig greifen. Mit Sport verbessert man zwar seine körperliche Fitness und kann Muskelmasse aufbauen, aber die krankhaften Fettreserven werden nicht angegriffen. Bei herkömmlichen Diäten werden zuerst Wasser und dann sowohl essenzielle strukturelle und normale Fettreserven als auch Muskulatur verstoffwechselt.

Bis diejenigen Fettreserven angegriffen werden, die wir eigentlich loswerden wollen oder müssen, hat eine herkömmliche Diät uns schon mürbe gemacht, und wir brechen dann ab. Die überschüssigen krankhaften Fettreserven werden nicht angegriffen. Diese sind - wie gesagt - die absolute Notreserve des Körpers, die nur kurz vor dem Verhungern freigegeben wird.

Von dieser Regel gibt es jedoch eine Ausnahme: Wenn HCG im Körper aktiv ist, signalisiert es den Körperfunktionen, genau diese Fettreserven zu verbrennen.

In seiner Klinik ging Dr. Simeons diesem Ansatz nach. Er kombinierte HCG-INJEKTIONEN mit einer sehr spezifischen 500-Kalorien-Diät. Nach vielen Jahren der Forschung an tausenden von Freiwilligen, hatte Simeons seine Methode perfektioniert. Die Resultate waren erstaunlich: Beinahe 100 Prozent seiner Patienten verloren je ein halbes Kilogramm Fett pro Tag. Und sie verloren **ausschließlich** das am schwersten zugängliche krankhaft gespeicherte Fett.

HCG ist das Mittel, das „Messer", das uns bisher gefehlt hat, mit dem sich die Fehlfunktion des Hypothalamus korrigieren lässt! Aber wir wussten es bisher nicht.

Welche Aufgaben hat der Hypothalamus?

Der Hypothalamus steuert über das Stoffwechselgeschehen, wo und wieviel Fett im Körper gespeichert wird. Ist der Hypothalamus gestört, können die durch ihn gesteuerten Körpersysteme - zentrales Nervensystem und Hormonsystem - nicht mehr richtig miteinander arbeiten. Das kann unter Umständen zu Übergewicht und, schlimmer noch, zur Adipositas (Fettsucht) führen.

Der Hypothalamus steuert auch unsere Emotionen und unsere Triebe und beherbergt das sogenannte Sättigungszentrum, welches unseren Appetit und somit die Nahrungsaufnahme steuert. Zwei chemische Stoffe signalisieren dem Hypothalamus, den Stoffwechsel anzukurbeln oder abzusenken, den Appetit zu verstärken oder zu reduzieren, sowie den Grad der Insulinausschüttung zu variieren. Diese Prozesse geraten aber oft und leicht aufgrund unseres extrem empfindlichen Gehirns aus dem Gleichgewicht. Was kann die ausgewogene Hirntätigkeit stören? Ich liste hier einmal auf, was das im Einzelnen sein kann:

1. die nicht optimalen Umweltbedingungen unserer heutigen Zeit
2. Stress und Traumata, Schlafdefizit
3. ein Wechsel zwischen Hungerkuren und übermäßigem Essen
4. ballaststoffarme Fertiglebensmittel
5. genetisch modifizierte Nahrungsmittel
6. künstliche Zusatzstoffe, wie MSG (Mono Sodium Glutamat) - bei uns als Natriumglutamat oder Hefeextrakt bekannt
7. giftige Chemikalien und Schwermetalle, wie z.B. Quecksilber in Amalgamfüllungen
8. alle künstlichen Süßstoffe, wie z.B. Aspartam (Stevia ist übrigens unbedenklich, da natürlichen Ursprungs)
9. Bisphenol A (BPA) wirkt direkt auf den Hypothalamus. Bisphenol A ist Bestandteil vieler, wenn nicht sogar aller Produkte aus Plastik. Hierzu kann ich die hervorragende Dokumentation „Plastic Planet" des österreichischen Journalisten Werner Boote empfehlen. Wer sich näher informieren möchte, hier seine Webseite: www.plastic-planet.at) und dieser informative Link zu Chemikalien in Wasserflaschen und Konserven http://trimr.de/15Rh

10. Fluor und Chlor im Trinkwasser (meist in den USA)
11. Störungen durch elektromagnetische Felder (Elektrosmog)

...und einiges mehr.

HCG steigert die Leistung des Hypothalamus wieder auf optimale Maximalwerte. Dazu muss man es dem Körper zur Verfügung stellen. Krankhafte Fettreserven werden wieder als Energiequelle verfügbar gemacht, wenn zusätzlich eine niedrig kalorische Diät durchgeführt wird. Das wichtige strukturelle Fett und die Muskelmasse des Körpers werden nicht metabolisiert. Man verliert so nicht nur Kilogramm für Kilogramm, sondern auch jede Menge Zentimeter.

Die Diät ist penibel genau einzuhalten, damit die Fettreserven nicht sofort wieder aufgefüllt werden. Auch wenn Sie nur wenig Gewicht zu verlieren haben, muss die Kur mindestens 23 Tage lang durchgeführt werden. Eine große Verlängerung ist aber durchaus kein Problem.

Durch die dem Körper vorgegaukelte akute scheinbare Mangelernährung (übrigens ohne Hunger) signalisiert infolge der Hypothalamus den Fettzellen, dass die krankhaft gespeicherten Fett-Reserven zu verbrauchen sind. Das hierdurch umgewandelte Fett ergibt bis zu 3.000 Kalorien Energie, was einen sicheren und schnellen Fettverlust von bis zu einem halben Kilogramm pro Tag ausmacht.

Man erreicht schnell wohlgeformte Körperzonen, da das Fett nur so 'dahinschmilzt'. Der Bauch wird schnell dünner, Hüften und Oberschenkel gewinnen wieder Normalform, Polster an Oberarmen, Knien und am Rücken verschwinden. Die Haut wird geschmeidig-weich und lässt den Körper frisch und trainiert erscheinen. Genial ist: Man verspürt so gut wie keinen Hunger. Durch die geringen Mengen HCG in den Injektionen und dem nicht mehr physisch vorhandenem HCG in Tropfen und Globuli sind keine schädlichen Nebenwirkungen aufgetreten. Positive gesundheitliche Nebenwirkungen lassen sich allerdings schon verzeichnen:

Entzündungen, bisher z. B. ausgelöst durch massives inneres Bauchfett, gehen zurück, Knie, Knöchel und Hüften werden schnell spürbar entlastet, Blutzuckerwerte und Blutdruck regulieren sich zum Normbereich, die Schlafqualität verbessert sich, die Stimmung hellt sich auf, Triglyzerid- und Cholesterin-Werte normalisieren sich, das Verlangen nach stärke-, zucker- und kohlenhydrat-haltigen Nahrungsmitteln verschwindet usw. usf.

Der wohl größte Nutzen der Adipositas – Kur mit HCG und kalorienreduzierter Ernährung liegt eindeutig in der Erhöhung des Stoffwechsels auf Werte wie bei normalgewichtigen Menschen und dem Zurücksetzen (Reset) des Hypothalamus auf gesunde / normale Funktionsstärke und somit auch den Reset des sogenannten „Set-Point".

Der „Set-Point" oder die „gesetzte Marke" definiert das Gewicht, welches immer und immer wieder erreicht wird, egal welche Maßnahme zur Gewichtsreduktion gewählt wird. Diesen Teufelskreis können Sie nur mit einer direkten Beeinflussung des Hypothalamus unter Zuhilfenahme von HCG unterbrechen. Ein anderer Weg ist mir nicht bekannt.

Daher ist dies hier keine schnöde Diät, sondern die einzig wirksame Kur gegen Adipositas und Übergewicht. Das Körpergewicht bleibt nach der Kur durch den niedrigeren Set-Point und die enorme Erhöhung der Stoffwechselrate stabil. Man kann diese Kur auch öfter durchführen oder länger kuren, wenn das gewünschte Gewicht nach dem kurzen Zeitrahmen noch nicht erreicht ist. Einige Beschränkungen der Originalkur nach Dr. Simeons sind aufgehoben. Sie ist jetzt einfacher von zu Hause aus durchzuführen, wesentlich kostengünstiger und mindestens genauso effektiv.

Vorteile der Adipositas Kur

a) schnelle Gewichtsabnahme!
b) bei Frauen durchschnittliche Gewichtsabnahme eines halben Pfundes pro Tag
c) bei Männern durchschnittliche Gewichtsabnahme von 1 Pfund pro Tag, welches sich aber bei langen Kuren relativiert
d) man lernt, gesunde Nahrung zuzubereiten und zu essen
e) das allgemeine Energieniveau erhöht sich
f) Cholesterin- und Triglycerid-Werte sinken in den gesunden Bereich; verbesserte Schlaf - Qualität
g) Senkung der Gefahr, an Diabetes Typ 2 zu erkranken
h) schlankeres, definierteres Erscheinungsbild

...so viele persönliche Vorteile:

i) Sie können spazierengehen, ohne atemlos zu werden.
k) Sie können beim Sitzen die Beine überkreuzen.
l) Sie können sich bücken, um Ihre Schuhe zu zu binden, sind allgemein beweglicher.
m) Sie können ganz von Medikamenten wegkommen.
Sie brauchen keine Angst mehr vor der Waage zu haben.
n) Sie können wieder mit Ihren Kindern spielen und Sport treiben.

„Leute, die das Diätprogramm von Dr. Simeons erfolgreich beendet haben, haben auch die folgenden Vorteile erfahren:

- Kein Muskelschwund: verjüngtes strukturelles Fett
- Fettablagerung: allgemein reduziert (Rettungsring und Doppelkinn sind verschwunden)
- Energie: gesteigert ohne das nervöse oder zittrige Gefühl
- Schilddrüse: normalisiert
- Körper: neu geformt
- Hormone: ausgeglichen
- Schlaf: bessere Nachtruhe
- Nebennieren: erneuert
- Appetit: normalisiert
- Cholesterin: normalisiert
- Konzentration: klarere Denkweise
- Singstimme: verbessert
- Laune: weniger irritiert, bessere Stimmung“

Fassen wir die Vorteile einer Behandlung mit sublingual (unter der Zunge) zu nehmenden hHCG-Tropfen gegenüber einer Spritzenkur mit echtem HCG kurz zusammen:

1. Sie müssen keine Mischung ansetzen, wie bei Dr. Simeons beschrieben.
2. Diese muss auch nicht gekühlt werden. HHCG behält viel, viel länger seine Wirkung. Mindestens ein ganzes Jahr, wenn nicht noch länger.
3. Sie müssen keine Spritzen verwenden und diese täglich in Ihre Po-Muskulatur injizieren.
4. Sie können die Kur länger als 40 Tage machen. Es gibt Fälle, bei denen die Kur über 120 Tage oder länger durchgeführt wird.

Hier mal ein eindrucksvolles Beispiel:

http://www.onetongorilla.com und http://trimr.de/15Rk

Grüße an Brian! Du bist mein Held.

5. Diese Verlängerungen sind möglich, **weil keine Immunität eintritt**.
6. Die Wirkung ist dieselbe, wenn nicht gar besser.
7. Es ist einfach viel bequemer und die Hemmschwelle ist geringer, diese Kur zu beginnen.
8. Die Frauen unter Ihnen können die Tropfen auch während Ihrer Periode weiter einnehmen, außer der Fluss ist zu stark. Dann setzen Sie für ein paar Tage aus.
9. Sie werden keinen Haarausfall erleiden, wie es mit den Injektionen von richtigem HCG vorkommen kann.
10. Es ist wesentlich kostengünstiger als die Behandlung in einer Klinik oder die Kur-Begleitung durch einen Arzt.

Allerdings muss an dieser Stelle gesagt werden, dass Sie sich immer vor einer Diät von Ihrem Hausarzt auf Ihren allgemeinen Gesundheitszustand untersuchen lassen sollten. Lesen Sie auch den Disclaimer am Ende des Buches.

Mögliche Nebenwirkungen und Gefahren

... auf die Sie achten sollten

1) Es ist ganz normal (muss aber nicht sein), wenn Sie Kopfschmerzen bekommen - besonders in der ersten Woche. Das kommt von der Entgiftung, der Umstellung und davon, keinen Zucker mehr zu essen.
2) Es kann sein, dass Sie am Anfang unter Schlafstörungen leiden, sich tagsüber ruhelos oder reizbar fühlen.
3) Möglicherweise haben Sie zu Beginn Durchfall, Verstopfung oder Brechreiz. Bei mir war es der Durchfall, da ich eine Fruktoseintoleranz habe. Es legte sich aber mit der Zeit. Ich habe das Gefühl, mein Körper toleriert die Fruktose jetzt besser.
4) **Diätetische Beschränkungen können Probleme für Leute mit Gallenblasen-Problemen verursachen.**
5) Vereinzelt kommt es zu temporärem Haarausfall. Gewöhnlich aber nicht mit homöopathischem HCG.
6) Wenn Sie Schilddrüsen-Medikamente nehmen, kann es sein, dass Sie schlechter abnehmen, als ohne diese. Sie müssen sich mit Ihrem Arzt vor der HHCG-Behandlung beraten, da die Medikamente eventuell angepasst werden müssen (erfreulicherweise meistens im Sinne einer Reduzierung).
7) Es können sich Änderungen im Zyklus der Frau ergeben (früher, später, zu Beginn schwererer Fluss, länger dauernd als normal, Krämpfe).

Wenn Sie schwanger sind, dann machen Sie KEINE HHCG-Behandlung. Dann haben Sie genügend HCG im Körper. Eine gute Chance abzunehmen. Ist aber kein ärztlicher Rat. Wenn man von **Dr. Simeons** absieht.

Die Kur in der Praxis

Ich schlage Ihnen vor, zuerst einmal den zweiten Teil dieses Buches zu lesen und das PDF herunter zu laden, damit Sie sich intensiver mit den theoretischen Überlegungen und den praktischen Ratschlägen von Dr. Simeons vertraut machen können.

Kommen wir jetzt zur richtigen Durchführung der Kur. Das ist inhaltlich ganz wichtig, da hiervon Erfolg oder Misserfolg entscheidend abhängen. Kleben Sie förmlich an den Worten, und machen Sie alles ganz genau so wie ich es Ihnen beschreiben werde.

Die Kur ist in drei extrem wichtige Phasen unterteilt. Da ist als Erstes die eigentliche **Diät-Phase**, als Zweites die **Stabilisierungs-Phase**, sowie die **Austestungs-Phase**. Die letzten beiden sind, ebenso wie die Diät-Phase, für das Gelingen der Kur in Bezug auf den 'Reset' des Hypothalamus und in Bezug auf die Stabilisierung des neuen, leichteren Gewichts von herausragender Bedeutung. Kleine oder große Fehler können den Erfolg der gesamten Kur gefährden.

Die Vorbereitung der Kur

Was man für die Kur braucht

Unbedingt erforderlich ist das homöopatische HCG, welches als Tropfen oder als Globuli erhältlich ist.

Sie werden vielleicht sagen: Homöopathie? Das ist doch Humbug oder Hokuspokus, und da ist doch gar nichts mehr drin von der ursprünglichen Substanz. Ja, das habe ich auch gedacht. Und es ist defacto auch nichts mehr drin. Wussten Sie, dass die Schwangerschaftstests auf HCG testen? Das HCG wird, sobald eine Schwangerschaft beginnt, vom Körper der Mutter produziert, um das Ungeborene optimal versorgen zu können. Durch die Aktivierung des Hypothalamus werden so die Fettreserven der Mutter angezapft.

Beim homöopatischen HCG (im folgenden hHCG genannt) schlägt der Schwangerschaftstest nicht an, wenn man auf HCG testet. Das bedeutet, dass kein HCG mehr enthalten ist. Aber die Information ist immer noch enthalten und wird durch die Potenzierung erheblich verstärkt, was zu genau den gleichen Wirkungen führt, wie das echte zu injizierende HCG des Dr.

Simeons. Glauben Sie nicht? Probieren Sie es aus. Vielleicht ist hHCG auch bei Ihnen die erste homöopathische Substanz, die wirkt.

Globuli und Tropfen

Hier haben wir seit kurzem ein Problem mit der Verfügbarkeit klassisch hergestellter homöopathischer Tropfen und Globuli, die auf Basis echten HCG´s in Komplexmitteln potentiert (verschüttelt und verdünnt) wurden.

Die in der vorherigen Fassung dieses Buches vorgestellten hHCG Tropfen und Globuli werden seit kurzem nicht mehr hergestellt und können auch nicht mehr gekauft werden.

Der Grund, warum die echten Tropfen nicht mehr hergestellt und ausgeliefert werden, sind wahrscheinlich die immer strenger werdenden Regularien in den Vereinigten Staaten und Europa. Jetzt im Juli 2012 wird im Rahmen des medialen Sommerlochs gerade in einer tendenziösen Kampagne gegen die HCG-Diät gewettert, wobei man überhaupt nicht daran interessiert ist, ob die Kur funktioniert, sondern man verteufelt oberflächlich und pauschal. Niemand hat mich oder andere Forenmitglieder dazu befragt. Wir könnten zig Erfolgsgeschichten erzählen. Zum Beispiel haben wir Forenmitglieder bereits weit über eine Tonne reinen Fetts abgenommen. Und das ohne Hunger und Quälerei.

In den letzten Fassungen des Buches hatte ich immer das Problem, dass die Informationen der Versandhändler und die Verfügbarkeit der Tropfen und Globuli starken Veränderungen unterworfen waren. Das heißt, manch eine Seite ist aus dem Internet verschwunden oder die Produktpalette hat sich geändert, Produkte wurden aus dem Sortiment entfernt. Daher habe ich mich entschlossen, immer aktuell auf einer Unterseite meiner Internetpräsenz die aktuellsten Informationen bereit zu halten. Diese können Sie hier abrufen:

http://www.die-adipositas-kur.de/aktuell

Das echte homöopathische HCG

Unsere vorrangige Bezugsquelle für das **echte homöopathische HCG**, seit dem unser bisheriger Lieferant dafür weggebrochen ist, ist die **Salvator Apotheke in Eisenstadt / Österreich**. Hier erhalten Sie Einzelpotenzen und auch ein Multipotenzpräparat mit drei Potenzen (C12, C30 und C60). Informationen dazu gibt es auf der /aktuell – Seite (Link oben beachten).

Das Multipotenzpräparat, hier HCG Komplex genannt, können Sie aber leider nur per Fax, per Brief oder per Email bestellen. Telefonisch ist es nicht möglich, da eine Bestellung schriftlich vorliegen muss. 20 ml kosten momentan 19,50 Euro. Und es wird ein Rezept eines Arztes oder Heilpraktikers erwartet.

Die Erfahrung hat uns gezeigt, dass die Einnahme von Komplexmitteln und Multipotenzpräparaten gegenüber der Einnahme von Einzelpotenzen weniger Schwierigkeiten macht. In einem Multipotenzpräparat sind mehrere Potenzen enthalten und der Körper nimmt sich nur das, was er braucht, wohin gegen man bei einer Einzelpotenz „Glück" haben muss, die richtige erwischt zu haben.

Hier ein kurzer Exkurs, was damit gemeint ist. Wenn Sie zum Beispiel die Globuli in der Potenz C6 gekauft haben, haben sie eine schwächere Information als zum Beispiel mit der Potenz C 30 oder C200. Je höher die Zahl hinter dem C, desto reiner und stärker und potenter ist die Information – und desto größer ist auch die Gefahr, dass diese für Ihren Hypothalamus zu stark ist und der Erfolg – kein Hunger, nur Abnahme des krankhaften Fetts, Reset des Hypothalamus usw. ausbleibt oder andere Befindlichkeitsstörungen auftreten. Dann ist man leicht dazu hingerissen, die ganze Kur als Schabernack abzutun und sich gefrustet abzuwenden.

Deshalb tun sich viele schwer, die richtige Einzelpotenz und hier auch noch die richtige Dosierung zu finden. Soll man nun 3 Mal am Tag 3 oder 4 oder 5 Globuli nehmen? Ist die gewählte Potenz überhaupt die Richtige? Das macht es für Einsteiger schwierig. Daher waren die bisherigen Komplexmittel und Multipotenzpräparate schon eine gute Wahl. Sie haben einfach bei den meisten sehr gut funktioniert.

Der Unterschied zwischen einem Komplexmittel und einem Multipotenzpräparat ist, dass in einem Komplexmittel nicht nur homöopathische Potenzen eines Ausgangsstoffs vorhanden sind, sondern auch noch andere hilfreiche Substanzen.

Es hat sich herauskristallisiert, dass sich die Einzelpotenz C30 bei vielen als die richtige erwiesen hat (3 mal 5 Globuli / Tropfen). Alternativ und bevorzugt würde ich aber dazu raten, das Multipotenzpräparat / Komplexmittel der Salvator Apotheke zu wählen, welches sie selber **HCG Komplex** nennen.

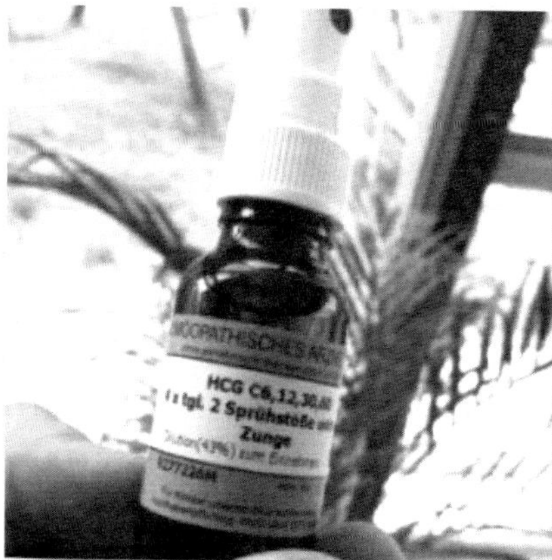

Globuli, die in der Salvator Apotheke nur als Einzelpotenzen verfügbar sind, sind kleine Kügelchen, die Sie unter der Zunge zergehen lassen. Die Tropfen halten Sie auch unter der Zunge. Dort ist die Haut besonders dünn, und die Information kann - über die Trägersubstanz - hier am besten vom Körper aufgenommen werden. Außerdem ist der Weg zum Hypothalamus von hier aus nicht so weit.

Ein Vorteil der Globuli ist, dass Sie mit denen unter der Zunge sprechen können. Mit den Tropfen ist das eher schwierig. Wenn Sie mit den Einzelpotenzglobuli klar kommen, haben Sie einen weiteren Vorteil, da diese kostengünstiger zu bekommen sind, als das Multipotenzpräparat HCG Komplex.

Die Einnahme der Tropfen und Globuli

Nehmen Sie das hHCG morgens, mittags, nachmittags und abends. Anders als bei den bisherigen Tropfen, den Activator Tropfen oder den bioenergetisch informierten Tropfen werden hier vier Mal täglich zwei Sprühstöße unter die Zunge gegeben. Vielleicht reichen aber auch drei Mal täglich ein oder zwei Sprühstöße.

Es ist wichtig, dass ein paar Stunden zwischen den Einnahmen liegen. Sie brauchen es nicht zu den Mahlzeiten zu nehmen, da es keinen direkten Einfluss auf Verdauung oder Sättigung hat. Der hHCG-Spiegel wird viel mehr an den ersten beiden (Lade-)Tagen aufgebaut und dann über die gesamte Diätperiode hochgehalten.

Bisher hatte ich den Ratschlag gegeben, **vor der Einnahme und danach** mindestens 20 Minuten bis zu einer halben Stunde nichts zu essen oder zu trinken und nicht zu rauchen. Aber das ist nicht wirklich notwendig. Achten Sie nur darauf, vor der Einnahme keinen anderen Geschmack mehr im Mund zu haben. Ein Glas Wasser kann da helfen. Nach der Einnahme können Sie sofort wieder essen, trinken oder rauchen. In ein paar Tagen haben Sie für sich Ihre passende Routine herausgefunden.

Die Tropfen oder Globuli sollten mindestens 5 Minuten bis zu 10 Minuten unter der Zunge verbleiben, ehe sie geschluckt werden.

Es wird auch geschrieben, dass Sie einen Tag in der Woche kein hHCG einnehmen sollen, um einer Immunität und deren negative Auswirkungen, wie bei Simeons beschrieben, vorzubeugen. Das ist aber ein Ammenmärchen, da gegen hHCG keine Immunität erzeugt werden kann. Das brauchen Sie also nicht zu beachten.

Homeda C30 Gonadotropin Globuli

Wem es nicht möglich ist, seinen Arzt oder Heilpraktiker davon zu überzeugen, ein Rezept für die homöopathischen Produkte der Salvator-Apotheke ausstellen zu lassen, der hat alternativ die Möglichkeit über eine Online-Apotheke oder direkt über die Apotheke vor Ort die Globuli C30 Gonadotropin von Homeda zu erwerben.

Die Potenz C30 passt für die meisten. Nehmen Sie hiervon ebenfalls drei mal Tag 5 Globuli unter die Zunge und belassen diese für 5 bis 10 Minuten dort, bis sie sich aufgelöst haben und schlucken danach alles einfach runter. Es gelten ansonsten die gleichen Bedingungen wie für die Tropfen.

Aktuelle Bezugsquellen finden Sie hier:

http://www.Die-Adipositas-Kur.de/aktuell

Dinge, die Sie noch besorgen sollten

... bevor Sie die Kur beginnen

Vitalstoffe und Nahrungsergänzungsmittel

Von Vorteil ist die zusätzliche Einnahme hochwertiger Nahrungsergänzungen, die **unsere Zellen optimal versorgen und schützen**, die Haut bei der Straffung unterstützen und die zusätzlich Giftstoffe aus dem Gehirn und damit vom Hypothalamus entfernen.

Wobei es absolut wichtig ist, dass diese aus rein natürlichen Quellen und im Kaltherstellungsverfahren hergestellt wurden. Nur diese können von Ihrem Körper optimal aufgenommen und von den Zellen verarbeitet werden. Da die meisten im Handel erhältlichen Vitalstoffe künstlich bzw. synthetisch hergestellt werden, stellen solche einen weiteren Störfaktor für den Hypothalamus dar.

Um die Schadstoffe, die den Hypothallamus außer Lot gebracht haben, aus dem Körper auszuleiten, ist es unbedingt erforderlich zusätzlich zu entgiften.

Da unter der Einnahme des hHCG's in der Regel eine rasche Gewichtsabnahme stattfindet, ist es sinnvoll mit **einem starken Zellschutz** den Aufbau von Kollagen und Elastin zu fördern. Damit wird das Bindegewebe und der gesamte Stützapparat gestärkt.

Nähere Informationen zu den von mir bevorzugten Vitalstoffen erhalten Sie weiter hinten im Buch.

Da wir mit der Kur eine körperliche Ausnahmesituation schaffen, die eventuell auch in mentalen, psychischen oder physischen Stress ausartet und den Kortisolspiegel ansteigen lässt, der wiederum die Abnahme behindern kann, ist es sinnvoll, die wirkungsvollste bekannte Methode für eine natürliche und dauerhafte Senkung des Kortisolspiegels für uns zu verwenden. Dazu auch an anderer Stelle mehr. Sie werden begeistert sein.

Fett- und Ölfreie Kosmetika

Hierzu ist anzumerken, dass sich immer mehr herauskristallisiert, dass es häufig keinerlei Probleme macht, wenn die bisherigen verwendeten fett- und ölhaltigen Kosmetika weiter genommen werden. Viele Anwender im Forum www.Ketario.de spüren keinerlei Unterschiede in der Abnahme oder

Stabilisierung, wenn sie ihre gewohnten Produkte einfach weiter nehmen. Vielleicht liegt das an der Verwendung des homöopathischen HCG gegenüber der Spritzenkur von Dr. Simeons. Genau weiss es aber eigentlich niemand. Wenn Sie aber auf Nummer sicher gehen wollen und sich nahe an Dr. Simeons Protokoll halten wollen, dann lesen Sie hier weiter:

Die häufigsten Nachfragen im Forum und auch per email kommen komischerweise zum Thema Kosmetik. Was kann ich verwenden, um in der Diätphase kein Öl oder Fett über die Haut aufzunehmen. Worauf muss ich achten, wenn ich Kosmetik einkaufe.

Allgemein sollten Sie darauf achten, dass Ihre Pflegeprodukte nicht rückfettend sind und keine pflanzlichen oder tierischen Öle und Fette beinhalten. Erlaubt sind lediglich Mineralöle, die sich hinter folgenden Begriffen verstecken:

Paraffin(-öl), Petroleum (Petrolatum), Glyzerin (Glycerin), Lanolin, Wollfett

Für die Körper- und Haarpflege habe ich mir **Lavera Neutral** Duschshampoo bestellt. Inhaltsstoffe: Demineralisiertes Wasser, pflanzliches Glycerin, Natriumlaurylsulfoacetat, Lauryl Glucosid, Sucroselaurat, Glucose Glutamat, Kokosfettsäure, Glutamat.

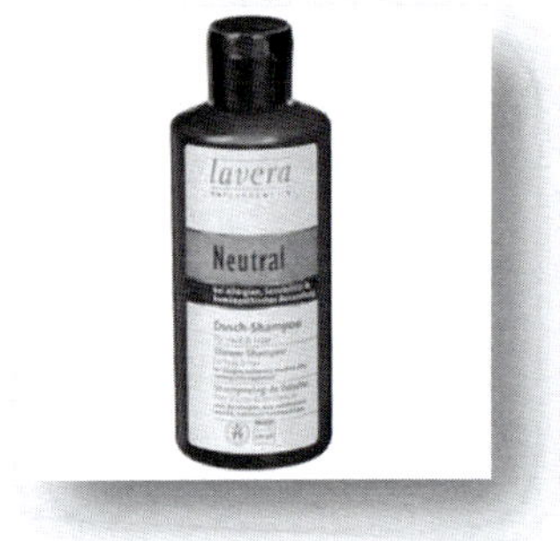

Zum Händewaschen habe ich mir angewöhnt, einfach nur sehr warmes Wasser zu nehmen, und dafür aber ein bisschen länger zu waschen. Das klappt hervorragend. Seife ist mir langfristig zwar lieber, aber ich musste ja nur während der Diätphase darauf verzichten.

Als Hautpflegeprodukte sind auch Melkfett oder Vaseline geeignet. Diese sind auf Mineralölbasis hergestellt und gehen nicht als Nährstoff in die Blutbahn ein. Mir gefällt diese Marke, da Sie im Gegensatz zur Original

Vaseline geschmeidiger ist. Beim Melkfett schwöre ich auf die Marke Eris, erhältlich im Kaufland. Aber auch jede andere Marke sollte funktionieren.

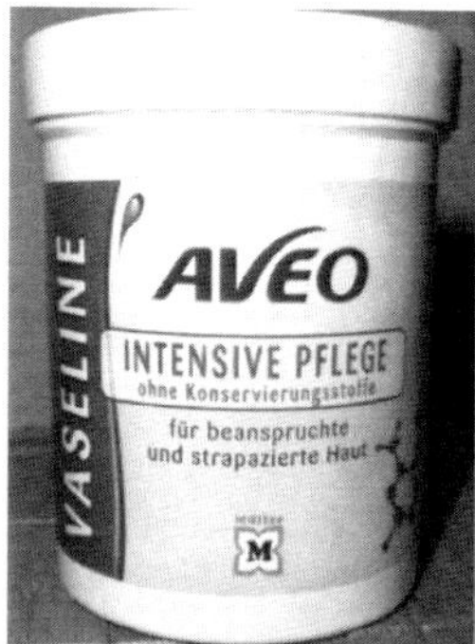

Hier noch ein paar Einkaufsvorschläge von AnwenderInnen aus dem Forum www.Ketario.de

Aloe Vera Hautgel Link: http://trimr.de/15Rn

Aloe Vera Feuchtigkeitsgel Link: http://trimr.de/15Ro

Dr. Hauschka Gesichtstonikum Link: http://trimr.de/15Rp

Balea Med ph Hautneutral Produkte Link: http://trimr.de/15Rs

Avene Beruhigendes Feuchtigkeitsserum Link: http://trimr.de/15Rt

Haarwasser ohne Fett Link: http://trimr.de/15Ru

Alverde Waschgel Link: http://trimr.de/15Rv

Bei Ebay mit der Suche (Oilfree) Link: http://trimr.de/15Rq

Wasser und Salz

Da es bei dieser Kur Pflicht ist, mindestens 2 Liter am Tag zu trinken - am besten reines Wasser - empfehle ich Ihnen, über die Anschaffung einer Umkehrosmose-Anlage nachzudenken.

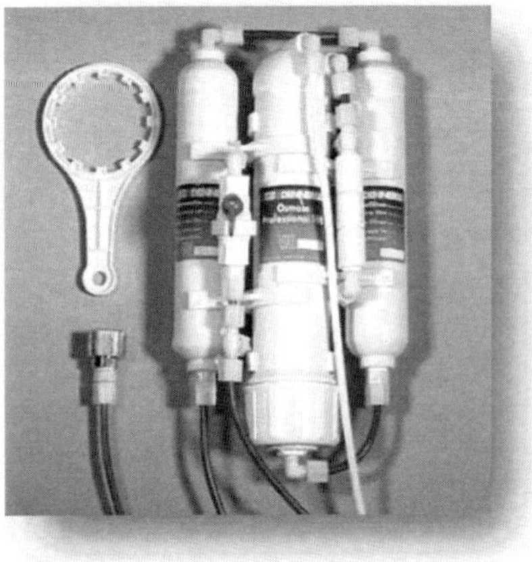

Diese gibt es bei eBay für bereits knapp über 50 Euro. Die Installation ist leichter als Sie vielleicht denken. Für den Geschmack und die Belebung des Wassers habe ich mir noch Bergkristalle gekauft, die ich in die 5-Liter-Glasballons lege. Das Wasser schmeckt dann besser als alles andere, was ich je getrunken habe. Und es ist auch noch viel sauberer als Leitungs- oder Mineralwasser aus der Flasche. Ich habe mir schon vor drei Jahren so etwas zugelegt und bin zum passionierten Wassertrinker geworden. Auf dem Bild ist eine sehr einfache Anlage zu sehen, welche für mich vollkommen ausreicht. Meine Eltern konnte ich vor kurzem davon überzeugen, sich auch eine Anlage zuzulegen. Diese ist aber vollautomatisch und hat auch einen eigenen Wasserbehälter und einen extra Wasserhahn, der auf der Spüle platziert wurde. Das ist natürlich noch komfortabler und viel teurer war diese Anlage auch nicht.

Jetzt fragen Sie sich sicherlich, was denn der Sinn einer Osmoseanlage ist und warum man nicht einfach normales Leitungswasser oder Mineralwasser aus Flaschen trinken sollte. Osmose bezeichnet hier den Vorgang der Erzeugung von Reinstwasser aus Leitungswasser, welches durch eine Hightechmembran mit nur sehr sehr kleinen Löchern gepresst wird.

Dies bewirkt, dass nur das relativ kleine Wassermolkül passieren kann und alle chemischen und physikalischen Verunreinigungen herausgefiltert werden. Ebenso alle Mineralien. Und das ist auch gut so, denn die Mineralien, die uns immer so angepriesen werden, liegen auch bei Mineralwässern in einer Form vor, die der Körper nicht verwerten kann. Unsere Zellen können diese einfach nicht aufnehmen, da sie zu groß sind, um überhaupt die Zellwände durchdringen zu können. Was passiert aber dann mit den Mineralien? Sie lagern sich in unseren Gefäßen und Organen als Kalkablagerungen ab. Das heißt, wir verkalken. Und das führt zu allen möglichen vemeidbaren Krankheiten und Leiden.

Es wäre jetzt aber auch falsch, nur das Reinstwasser zu trinken und keine Mineralien zuzuführen. Dies würde dazu führen, dass das reine Wasser noch die restlichen schon in den Zellen vorhandenen Mineralien herausziehen würde. Daher müssen wir dem Körper wieder Mineralien zuführen.

Um von den Zellen aufgenommen werden zu können, müssen diese in ionisierter Form vorliegen, was bedeutet, dass die einzelnen Teile kleiner sind und die Zellwand durchdringen können. Diese ionisierte Form können wir erreichen, indem wir aus hochwertigem Steinsalz (ich benutze Himalayasalz oder Halitsalz) eine Sole ansetzen und jeden Tag ein paar Teelöffel in Wasser aufgelöst zu uns nehmen.

Etwas Besseres können Sie für Ihren Körper gar nicht tun. Reines Wasser ist unser Nahrungsmittel Nummer 1 und echtes naturbelassenes Steinsalz (Sole) unser zweitwichtigstes Nahrungsmittel.

Auf Youtube gibt es einen sehr interessanten Vortrag von Peter Ferreira zum Thema „Wasser und Salz“ und den erstaunlichen gesundheitlichen Wirkungen dieses vitalen Duos. Unbedingt ansehen:

http://7.ly/nbG

Ebenso sei hier noch mal auf die Bücher von Fereydoon Bathmanghelidj hingewiesen. Siehe Literaturempfehlungen am Ende des Buches.

Ich trinke mindestens 5 Liter reines Wasser am Tag plus einem Liter entkoffeinierten Kaffee.

Wasser zu trinken hilft dem Körper, die bei der Kur freigegebenen Giftstoffe, Fettzellenreste - und was auch immer noch mit raus will - auszuspülen. Alternativ können Sie auch Tee trinken. Allerdings sollte der nicht gesüßt sein, außer mit Stevia. Sie können Tee, Wasser und (auch koffeinierten) Kaffee unbegrenzt trinken.

L-Glutamin

Ein guter Tipp aus den Yahoo-Groups ist die Einnahme von L-Glutamin in Pulverform (keine Kapseln oder Tabletten). Wenn es Ihnen nicht gut geht, was meist an Entgiftungstagen auftreten kann, und ein Hungergefühl Sie packt, nehmen Sie eine Teelöffelspitze 100 % pures L-Glutamin-Pulver unter die Zunge, und lassen Sie es eine Weile dort. Sie werden merken, dass Ihr Hungergefühl verschwindet. Dieser Einfall kam mir an Tag 62 meiner Kur. Ich bestellte es gleich bei eBay.

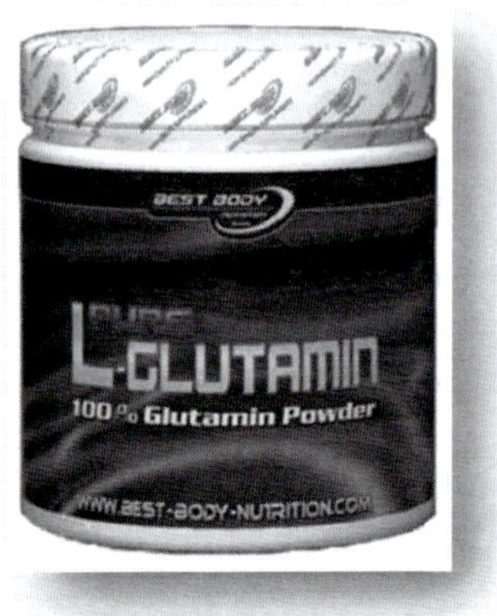

Grissini

Als Stärkequelle während der Diätphase erlaubt Dr. Simeons Brotsticks nach Grissini–Art. Da haben mir diese sehr gut gemundet. Gekauft habe ich sie bei Edeka. Es sollte sie aber in jedem gut sortierten Supermarkt geben. Bei Discountern muss man Glück haben.

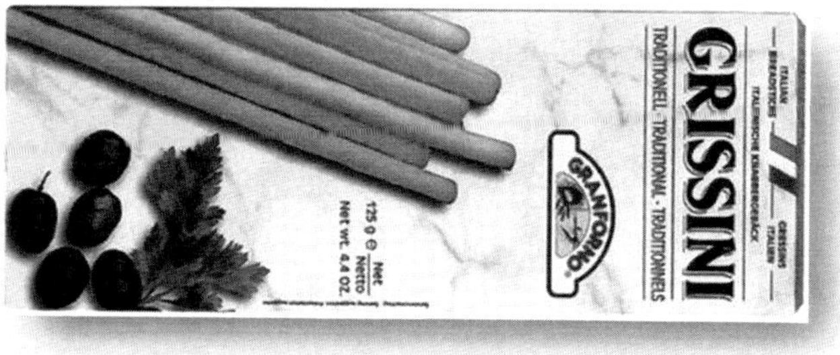

Achten Sie darauf, dass Sie eine Packung nehmen, in der nur 20 Sticks drin sind. Es gibt auch Packungen, in denen 40 Stück sind. Diese Grissini sind kleiner, und Sie können davon 2 pro Mahlzeit essen. Aber die schmecken nicht so kross wie die hier abgebildeten. Von denen dürfen Sie aber nur einen pro Mahlzeit oder zwischendurch essen. Ich habe mir angewöhnt, eine Stange vormittags und eine zum nachmittäglichen Kaffee zu essen. Bedenken Sie, diese 20 Kalorien pro Stange müssen Sie bei den regulären Mahlzeiten abziehen. Zu einer Mahlzeit dürfen Sie daher nur 330 Kalorien rechnen und zu der anderen dann 350, wenn Sie nur einen Grissino pro Tag essen wollen.

Auch ganz wichtig: Sie brauchen eine **Personenwaage**, die Ihr Gewicht trägt und die mindestens in 100 g–Schritten anzeigt.

Außerdem benötigen Sie eine **Küchenwaage**, die im Grammbereich anzeigt und mindestens 500 g Gewicht aushält. Eine Briefwaage, wie Dr. Simeons fordert, ist nicht nötig, da die heutigen Küchenwaagen schon sehr genau messen und digital anzeigen.

Beide Geräte sind heutzutage schon günstig zu erwerben. Am besten sind digitale Anzeigen.

Die Diätphase

Bevor ich es vergesse: Machen Sie ein oder mehrere Fotos von sich vor Beginn der Kur. Sie werden später froh sein, diese gemacht zu haben, denn dann können Sie Ihre körperlichen Veränderungen nach der Kur sehr gut von außen betrachtet sehen.

Messen Sie auch die Umfänge verschiedener Körperteile, wie der Arme, Oberschenkel, Hüften und notieren Sie diese. Denn es geht nicht nur um Gewichtsabnahme, sondern auch um Umfangs-Abnahme.

Wenn Sie alle Anschaffungen getätigt haben, dann können Sie jetzt mit der Diätphase beginnen. Nehmen wir mal an, dass Sie sich vorgenommen haben, die Diätphase 30 Tage lang durchzuführen. Dann können Sie als Mann mit einer Gewichtsabnahme von ca. 30 Pfund rechnen und als Frau mit ungefähr 15 Pfund. Ich weiß, das ist gemein, aber was soll man machen? Vorausgesetzt natürlich, dass Sie dieses Gewicht auch noch als krankhafte Fettmasse vorhanden haben.

Dr. Simeons hat allerdings nicht mit deutschem Pfund gerechnet, was 500 g ausmachen würde, sondern mit englischem oder amerikanischem Pfund, was 454 g entspricht. Bei 30 Pfund wären das also 13,62 kg und bei 15 Pfund knapp 7 kg. Sie werden in den ersten Tagen mehr abnehmen als in den restlichen Tagen. Wenn Sie die Gesamtabnahme betrachten und diese durch die Tage teilen, werden Sie sehen, das der Durchschnitt recht gut hinkommt.

Auf der folgenden Grafik sehen Sie meine persönliche Gewichtsabnahme-Kurve in US-Pfund. Die ansteigende Gerade zeigt die Sollabnahme von 1 US-Pfund pro Tag. Die kurvige Linie spiegelt das wider, was ich tatsächlich abgenommen habe. An den ersten beiden Tagen sehen Sie eine Zunahme durch die Ladetage. Danach sieht man eine steile Abnahme und zum Ende hin gleicht sich die Gewichtsreduktion wieder der Soll-Linie an (und bei noch längeren Kuren wird diese höchstwahrscheinlich unterschritten). Das ist vollkommen normal und nicht besorgniserregend.

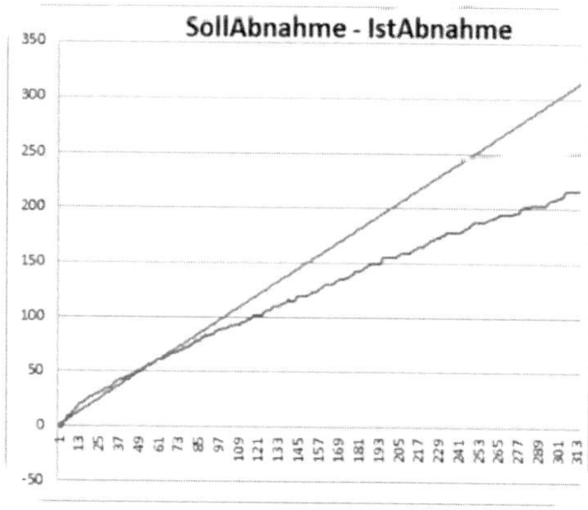

Das gleiche Szenario, aber mit der tatsächlichen Abnahme in Kilogramm. Hier sehen Sie auch, dass es Tage mit vermehrter Abnahme geben kann, dann wieder Tage, an denen das Gewicht stabil bleibt und sogar Tage mit einer geringen Zunahme. Warum dies so ist, dazu später mehr.

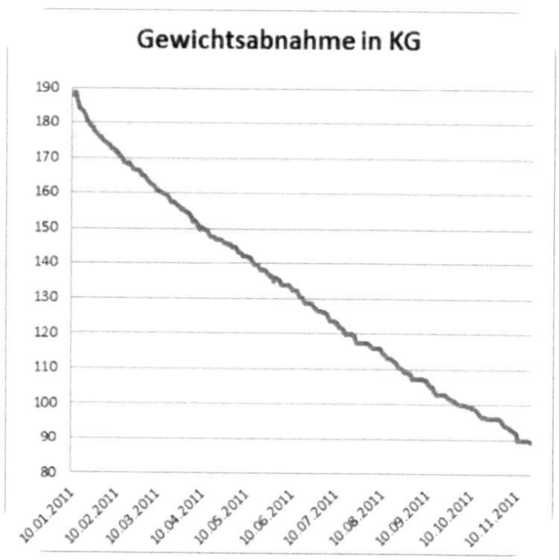

So – nun zum Beginn der ersten Phase:

An den ersten beiden Tagen der Diätphase nehmen Sie morgens, mittags (nachmittags) und abends jeweils 2 Sprühstöße hHCG (z.B. HCG Komplex der Salvator Apotheke) oder 10 Tropfen der bioenergetisch informierten Tropfen unter die Zunge und belassen sie dort für 5 bis 10 Minuten. Danach können Sie sie hinunterschlucken. Es ist nicht mehr nötig, vorher eine Weile lang nichts zu essen oder zu trinken. Der Mund sollte nur einen neutralen Geschmack aufweisen.

Jetzt kommt das Beste: Sie dürfen an den ersten beiden Tagen regelrecht schlemmen. Essen Sie - so viel Sie können - an fettigen, hochkalorischen Nahrungsmitteln! Richtig gelesen! Sie müssen dies sogar tun, weil Sie ansonsten Schwierigkeiten bekommen könnten, wenn Sie die niedrigkalorische Diät beginnen. Richtig vorbereitet kann ihr Körper noch von den aufgenommenen Kalorien leben, bis das hHCG zu wirken beginnt, und eventuell normale Fettreserven, die unter einer vorherigen Diät gelitten haben, wieder auffüllen.

An diesen beiden Ladetagen werden Sie ein bisschen an Gewicht zulegen, und Sie werden feststellen, dass Sie gar nicht so viel essen wollen, wie Sie eigentlich müssten. Sie werden sich regelrecht vollgestopft fühlen.

Ab dem dritten Tag beginnen Sie mit der (bis zu -) 700-Kaloriendiät. Dieser Unterschied zur 500-Kaloriendiät nach Dr. Simeons wird später näher erläutert. Keine Angst. Sie werden keinen Hunger haben, noch irgendwelchen Hunger spüren. Es kann natürlich vorkommen, dass Sie sich in den ersten Tagen nicht ganz so wohlfühlen. Das liegt dann aber daran, dass Ihr Körper sich erst einmal umstellen muss, und daran, dass zu Beginn auch viele Giftstoffe den Körper verlassen. Dies kann eine Woche oder auch bis zu 10 Tage andauern. Aber das geht vorbei, und Sie werden sich schnell viel besser fühlen.

Wenn Sie die 30 Tage geschafft haben, dann nehmen Sie für weitere 48 Stunden kein hHCG mehr ein, bleiben aber bei der 500 bis 700 - Kaloriendiät. Das ist wichtig, denn wenn Sie jetzt schon mehr essen würden, würden Sie etwas an Gewicht zulegen, da das hHCG diese Zeit benötigt, um aus dem Körper zu gelangen und dann keine Wirkung mehr hat. Wie es jetzt weitergeht, lesen Sie im Bereich „Stabilisierungsphase“ weiter unten.

In der 700-Kalorien-Diätphase nehmen Sie zwei Mahlzeiten am Tag zu sich – mittags und abends. Das Frühstück besteht aus Kaffee, Tee und Wasser. Gegen Mittag, wobei ich Mittag für mich auf 10 Uhr 30 vorgezogen habe, essen Sie eine Mahlzeit, die 350 Kalorien nicht übersteigen sollte (Richtwert), und die aus einer Proteinquelle von 100 bis 120 g, einer Frucht und als 'Füllstoff' Gemüse bestehen sollte. Das Gemüse wird in der Menge nicht beschränkt.

Es hat sich aber herausgestellt, dass im Gegensatz zu den zwei großen Mahlzeiten auch eine Aufteilung auf mehrere kleine Mahlzeiten funktioniert. Essen Sie also dann, wann Sie es wollen. Viele bleiben allerdings bei besagtem Schema und kommen damit gut zurecht.

Um Ihnen die Berechnung der Gesamtkalorienmenge einfach zu machen, finden Sie als Beigabe meine Exceltabelle, die Ihnen die Kalorienmenge für jede Mahlzeit aus den erlaubten Nahrungsmitteln errechnet. In dieser Tabelle können und sollten Sie auch Ihr täglich erreichtes Gewicht eintragen. Grafisch werden Ihnen Ihre Erfolge auch angezeigt.

Diese kann hier herunter geladen werden:

http://trimr.de/15RN

Buchleser geben diesen Link bitte in den Browser (**nicht** Mozilla Firefox, da dann nur Hieroglyphen erscheinen) ein und drücken auf Enter. Der Download beginnt sofort. Bitte abspeichern und mit Excel öffnen. Alternativ kann auch das kostenlose Programm Open Office heruntergeladen werden.

Open Office Download Link

Sie können mir auch gerne eine email schreiben. Ich sende Ihnen die Excel-Datei dann zeitnah zu. Email: die-adipositas-kur@gmx.de

Änderungen zu Simeons' Werk

Anpassungen an homöopathisches HCG und das 21. Jahrhundert

Im Laufe der Kur haben sich persönliche Erfahrungen sowie Erkenntnisse von Forumsteilnehmern auf www.Ketario.de angesammelt, die eine Modifizierung der Adipositas Kur ermöglichten, bei denen die gleichen Ergebnisse zu erwarten sind, wie bei der „reinen Lehre“ nach Dr. Simeons.

Eine markante Änderung ist ja sowieso schon die Einnahme homöopathischer Tropfen oder Globuli im Gegensatz zu den von ihm verabreichten Injektionen mit echtem HCG.

Dies hat uns eine quasi unbegrenzte Kurzeit ohne Unterbrechungen beschert. Bei Dr. Simeons müssten wir nach einer bestimmten Zeit pausieren, um die Immunität gegen HCG zu verhindern. Dies würde eine Gewichtsabnahme im hohen zweistelligen oder niedrigen dreistelligen Bereich zeitlich mindestens verdreifachen, wenn man die Stabilisierungsphase und die Austestungsphase (wird später erläutert) zwangsläufig immer nach spätestens 40 Tagen einfügen müsste. Meine fast 100 kg habe ich in 313 Tagen geschafft, also in weniger als einem Jahr. Mit Pausen hätte es erheblich länger gedauert.

Sie haben mit homöopathischem HCG auch die Möglichkeit, jederzeit nach der Diätphase mit der Diät wieder zu beginnen. Wenn Sie also zum Beispiel die Stabilisierung geschafft haben und nicht austesten wollen oder schnell noch mehr abnehmen möchten, dann machen Sie einfach wie oben beschrieben weiter. Also 2 Ladetage mit beginnender Einnahme des hHCG. Sie könnten, was ich aber nicht empfehle, sogar die Stabilisierung unterbrechen und die Diätphase von Neuem beginnen.

Kevin Trudeau

Kevin Trudeau ist ein amerikanischer Bestseller-Autor, der unter anderem auch ein Buch über die HCG-Kur nach Dr. Simeons geschrieben hat. Sein Werk trägt den Titel „The Weight Loss Cure „they“ don´t want you to know about”. Also ungefähr "Die Abnehmkur, welche “sie” Ihnen vorenthalten wollen“, wobei mit „sie“ die unterschiedlichen Interessengruppen gemeint sind, die einen Vorteil davon haben, dass es viele dicke Menschen (auch weiterhin) gibt. Ich gehe auf diese Gruppierungen ebenfalls an anderer Stelle kurz ein.

Tatsächlich ist es so, dass Sie von „denen“ Argumente hören werden, wie

a) das HCG ein Hormon ist, (es ist ein Glykoprotein – eher eine hormonähnliche Substanz)
b) dass die Ergebnisse nur Placeboeffekte sind – (sind sie definitiv nicht)
c) dass es gefährlich sei, nur so wenig zu essen (was es - ohne HCG – auch ist)

d) dass es nicht gesund sein konne, so schnell abzunehmen (fragen sie mal einen adipösen Menschen, welche gesundheitlichen Vorteile sein enormes Übergewicht hat)
e) dass die Gesundheitsbehörde in den USA (FDA) homöopathisches HCG für eine Gewichtsreduktion nicht zugelassen habe. (genau deshalb wurden die Activator Tropfen entwickelt, die kein HCG mehr enthalten und nicht homöopathisch sind)
usw.

Hören Sie sich genau an, wer Ihnen diese Sachen sagt, und zu welcher Gruppierung er / sie gehört, und welche Interessen diese wiederum haben könnte(n).

Als mündiger Bürger werden Sie sicher zu Ihren eigenen Schlussfolgerungen kommen.

Wenn Sie sich zum Beispiel mit der HCG- oder Adipositas-Kur im Internet beschäftigen, werden Sie auch öfter mal die Begriffe Phase 1, Phase 2, Phase 3 und Phase 4 hören. Diese Begriffe hat Kevin Trudeau für seine Form der HCG-Kur geprägt. In Phase 1 haben Sie die Wahl zwischen verschiedenen Reinigungs- und Entgiftungsprozeduren, die an und für sich sehr lobenswert sind, und die auch ohne eine folgende HCG-Kur durchaus sinnvoll sind. Für eine Abnahme sorgen diese aber in den wenigsten Fällen. Ich habe zum Beispiel mehrere Leber-Reinigungen, Nieren-Reinigungen und auch Darm-Kuren durchgeführt und nicht ein Gramm abgenommen. Oft hatte ich sogar den Eindruck, dass es keinerlei positive Effekte hatte. Am sinnvollsten und auch noch kostengünstig war die Leberreinigung mit Bittersalz und Grapefruitsaft nach Hulda Clark. Googlen Sie mal danach.

Diese Phase 1 habe ich für die Adipositas-Kur gestrichen, da sie allgemein sinnvoll aber für eine Gewichtsabnahme nicht zwingend notwendig ist.

Überdacht habe ich allerdings die zusätzliche Gabe von Mikronährstoffen, Vitaminen, Mineralien und Spurenelementen, da diese für die Kur, die Rückbildung der Haut, die Entgiftung des Körpers und des Gehirns sowie für den Schutz vor freien Radikalen und die Ernährung unserer Zellen immens wichtig sind. Dazu an anderer Stelle mehr.

Kevin Trudeau ist ein Befürworter des echten HCG, wie es Dr. Simeons per Spritzenkur verabreicht hat. Er empfiehlt dafür auch die Behandlungsbegleitung durch einen Arzt, in einer Klinik oder bei einem praktizierenden Gesundheitsmenschen. Dass dies Nachteile hat, dürfte klar sein. Schließlich ist nicht jeder von Injektionen zu begeistern, die auch noch nach einer Weile eine Immunität gegen HCG auslösen, was mit Pausen zwischen den Runden verbunden ist - ganz zu schweigen von den üblicherweise sehr hohen Kosten, die die Behandlung in einer Klinik oder beim Arzt verursachen.

Wenn Sie also Phase 2 lesen, dann ist hier die Diätphase der Adipositas-Kur gemeint, Phase 3 bezeichnet die Stabilisierungs-Phase und Phase 4 die Austestungs-Phase.

Aber nicht, dass wir uns falsch verstehen! Wenn Sie gesundheitlich vorbelastet sind und / oder auf Nummer sicher gehen wollen, dann sprechen Sie auf jeden Fall mit Ihrem Arzt. Er kann auch Medikamentendosen während und nach der Kur anpassen. Fragen Sie Ihn auch, was er von der Adipositas-Kur hält. Und behalten Sie im Hinterkopf, dass auch er ein Interesse daran haben könnte, Sie als Patienten nicht zu verlieren, oder schlicht und einfach keine weiteren Informationen darüber hat. Ärzte sind auch nur Menschen. Aber vielleicht treffen Sie ja auch auf einen offenen und kundigen Mediziner. Geben Sie ihm dieses Buch zum lesen. Ich habe bereits einige sehr positive Rückmeldungen von Medizinern erhalten, die diese Kur selber durchführen und ihren Patienten empfohlen haben. Einige der Patienten haben dadurch den Kontakt zu mir gesucht.

Ungeklärte Fragen und was die Erfahrung uns mitzuteilen hat

Da Doktor Simeons leider schon seit geraumer Zeit nicht mehr lebt, können wir ihn zu bestimmten Sachen nicht mehr befragen und müssen uns auf unsere Sinne verlassen.

Es gibt leider ein paar Dinge, die heute nicht (mehr) nachzuvollziehen sind:

Warum darf nur dieses Obst und warum nur dieses Gemüse gegessen werden?
Warum darf Gemüse nicht gemischt verzehrt werden?
Warum darf nur bestimmtes Fleisch gegessen werden?
Was sollte dagegen sprechen, mehr als die 500 kcal pro Tag zu verspeisen?
Warum ist Fett so rigoros verboten?

Da ich mich eine lange Wegstrecke der Kur genau an die Angaben von Dr. Simeons gehalten habe, mussten mir Forenmitglieder mit ihren selbst gemachten Erfahrungen weiterhelfen. Ich war erst strikt gegen eine Abänderung der Regeln, wurde aber eines Besseren belehrt. Teilweise.

Nun zu den einzelnen Punkten:

Die erlaubten Nahrungsmittel

Erlaubtes Protein laut Dr. Simeons

Hühnerbrust, Kalb, Rind, Krabben, Heilbutt, Flunder, Seezunge, Kabeljau, Barsch

Eine Bedingung von Dr. Simeons war es, dass Fleisch besonders mager sein soll. Daran soll auch nicht gerüttelt werden. Aber warum sollten dann nicht auch Fleischsorten genommen werden können, die ebenso sehr mager sind und rein von der Logik her nicht schaden können? Diese Frage wurde durch Selbstversuch positiv entschieden und folgende Fleischsorten hinzugenommen:

Schweineschnitzel, Putenschnitzel, Thunfisch (in eigenem Aufguss und Wasser) und mehr – siehe Exceltabelle

Erlaubte Früchte laut Dr. Simeons

Apfel, Orange, Grapefruit, Erdbeeren

Dr. Simeons hat ausschließlich Obst ausgesucht, das einen niedrigen glykämischen Index besitzt. Das heißt, Früchte, die den Blutzuckerspiegel aufgrund ihres geringen Zuckergehalts nicht stark ansteigen lassen. Sollte es nicht möglich sein, weitere Früchte zu probieren, die einen ähnlich geringen GI besitzen? Und es war möglich. Zu den von ihm genannten Obstsorten kommen noch folgende für die Adipositas-Kur hinzu:

Birne, Brombeeren, Granatapfel, Heidelbeeren, Himbeeren, rote Johannisbeeren, Kirschen, Mandarinen, Mango, Nektarinen, Passionsfrucht, Pfirsich, Pflaumen, Preiselbeeren, Stachelbeeren.

Erlaubtes Gemüse laut Dr. Simeons

Tomaten, Zwiebeln, Salat, Radieschen, Gurke, Spargel, Mangold, Chicorée, Fenchel, Kohl, Spinat

Besonders bei längeren Kuren kann es passieren, dass das sehr begrenzte Gemüseangebot ans Gemüt geht, oder dass einem irgendwann alles 'zum Hals raushängt'. Daher wäre eine Erweiterung des Sortiments der „Sättigungsbeilagen" mehr als wünschenswert. Erfolgreich getestet wurden:

Rosenkohl, Kohlrabi, Blumenkohl, Wirsing, Brokkoli, Grünkohl, Porree (Lauch), Zucchini, Paprika und Champignons

Alle hinzugekommenen und vielleicht hier nicht aufgeführten Produkte finden Sie auch in der Exceltabelle.

Dies zur Erweiterung des Nahrungsmittelangebots. Was ist nun aber mit dem Mischen der Gemüsesorten für eine abwechslungsreichere und schmackhaftere Speisengestaltung? Nun, der eine macht es, der andere nicht. Ich persönlich mache es größtenteils nicht, habe aber auch keine Bedenken, dass hier die Abnahme oder die Stabilisierung gestört wird.

Erlaubte Gewürze

Steinsalz! Optimal wäre Himalajasalz oder Halitsalz - bitte kein Kochsalz verwenden! Dies ist lediglich Natrium und Chlor. Weitere Mineralien und Spurenelemente sind rausgewaschen. Das mag ein guter Trennstoff für die Industrie sein, aber im menschlichen Körper ist es reines Gift und wahrscheinlich einer der Gründe, warum unser Körper-Organismus nicht mehr korrekt funktioniert. 'Googlen' Sie mal danach. Und schauen Sie sich auch den Vortrag von Peter Ferreira „Wasser und Salz" an. Da wird es unter Umständen einige Aha-Momente für Sie geben.

Pfeffer, Essig, Senfpulver, Knoblauch, Basilikum, Petersilie, Thymian, Majoran usw.

Erlaubt ist auch der Saft einer halben Zitrone täglich und für den Kaffee **ein** Teelöffel Magermilch für den ganzen Tag. Milch habe ich persönlich ganz weg gelassen, da ich Milchprodukte nicht vertrage.

Sie sehen, es ist recht überschaulich. Aber glauben Sie mir, mit ein bisschen „Kombinationsgabe" ist eine ausreichende Abwechslung gewährleistet.

Essen Sie nur jeweils eine Sorte aus jeder Gruppe. Abends können Sie das Gleiche essen oder variieren. Aber immer nur eine Sorte Protein und eine Fruchtsorte. Gemüse dürfen Sie mehrere Sorten nehmen. Einfacher ist es natürlich, wenn Sie sich auf eine Sorte pro Mahlzeit beschränken. Richtigen „Pfiff" bringen Sie mit Gewürzen hinein. Unten zeige ich Ihnen Fotos von meinen Mahlzeiten und Rezeptvorschläge aus dem Forum von Ketario.de.

Wichtig: Die 100 bis 120 g dürfen gebraten abgewogen werden. Kein oder wenig Öl zum Braten nehmen! Wasser geht sehr gut. Mit antihaftbeschichteten Pfannen geht das prima.

Anders als bei Dr. Simeons können zwei kleine Äpfel einen großen ersetzen. Oder auch zwei kleine Orangen eine große.

Nehmen Sie nur Gemüse, Früchte und Fleisch / Fisch, das/die auf der Liste steht/stehen, inklusive der erweiterten Liste. Wenn geschrieben steht, dass es Hühner**brust** sein soll, dann dürfen sie kein anderes Teil vom Huhn essen oder z.B. eine **Puten**- oder **Gänse**brust, da diese zu viel Fett enthalten. Bitte halten Sie sich hier genau an die Anweisungen!

Zu Beginn meiner Kur habe ich das Gemüse roh gegessen, bin dann aber immer mehr dazu übergegangen, es warm zuzubereiten. Das habe ich besser vertragen. Ich habe also zum Beispiel, anstatt rohe Tomaten zu essen, diese in der Pfanne ohne Öl mit ein bisschen Wasser angebraten. Kohl hat gebraten zum Beispiel einen guten Füll- und Sättigungseffekt und schmeckt auch noch hervorragend.

Jetzt kommt ein heiklerer Punkt, aber noch nicht der heikelste. 500 kcal oder mehr? Die Begründung, die Dr. Simeons gibt ist, dass das Blut nicht mehr Kalorien aufnehmen kann, da das HCG genügend Energie aus den Fettreserven mobilisiert, um keinen Hunger zu verspüren. Das ist richtig und sollte für kurze Kuren auch anvisiert werden.

Nun kann es doch vorkommen, dass eine Kur über einen langen Zeitraum geht, da sehr viel Gewicht zu verlieren ist. Meine eigene Diätphase dauerte

313 Tage. Langsam hatte sich ein kleines ´Mehr´ an Gemüse und Eiweiß eingeschlichen, welches für mein persönliches Wohlbefinden, die Füllung des Magen- und Darmtraktes und der gustatorischen Betätigung des Mundes einfach nötig wurde.

Es war nicht der Hunger, der fast nie auftaucht, sondern der Genuss beim Essen sollte länger andauern, und das Gefühl, nicht 'auf Diät' und Beschränkung zu sein, sollte vorherrschend bleiben.

Die Abnahme ging trotz allem weiter. Langsamer als zu Beginn zwar, aber je länger man die Kur durchführt, desto mehr nimmt die Abnahme-Geschwindigkeit aus den verschiedensten Gründen ab. So habe ich mich entschieden, mehr zu essen, dafür aber solange entspannt weiter zu machen, bis ich mein Ziel erreicht hatte. Vielleicht ist das gar nicht so dumm, denn so hat die Haut auch mehr Zeit 'hinterher' zu kommen.

Dadurch, dass jetzt mehr Kalorien aufgenommen wurden, musste der Körper weniger an die Fettreserven gehen. Es bestand aber immer noch ein genügend großes Gefälle zu dem, was der Körper benötigt, um die Fettreserven weiter kontinuierlich anzugreifen und zu dezimieren.

An dieser Stelle des Buches hat bisher immer ein Absatz gestanden, warum Sie Fett aus Ihrer täglichen Nahrungsaufnahme während der Diätphase heraushalten sollten. Ich habe es mit der hohen Energiedichte erklärt und dass dadurch die Stabilisierung nicht klappen könnte. Das möchte ich aber relativieren. Denn es gibt essentielle Fettsäuren, die der Körper nicht selber herstellen kann und die von aussen zugeführt werden müssen.

Essentielle Fettsäuren sind lebenswichtige Fettsäuren, die zum Beispiel die Arterien reinhalten, die Knochen stärken, das Herz-Kreislaufsystem unterstützen, gut für die Nerven sind, dem Gehirn mehr Sauerstoff zukommen lassen und auch wirksam gegen Depressionen sein können . Die wichtigste essentielle Fettsäure ist Omega-3. Omega-3 ist in fetten Fischsorten wie Lachs, Hering und Makrele enthalten. Oder auch in verschiedenen Ölsorten. Die wichtigste ist Leinöl. Fügen Sie also ab und zu etwas davon Ihrer Nahrung zu. Oder suchen Sie sich eine gute Omega-3 Nahrungsergänzung (Fischöl) in Kapselform.

Sie haben die Wahl. Haben Sie nicht so viel abzunehmen, und wird ihre Kur voraussichtlich nicht so lange dauern wie bei mir, halten Sie sich am besten an die Empfehlungen von Dr. Simeons, um schnell abzunehmen. Dann sind Sie auf der sicheren Seite. Machen Sie eine lange Kur, können Sie sich auch weitestgehend an seinen Vorgaben orientieren, brauchen aber auch nicht zu verzweifeln, wenn Sie ein paar Modifikationen bezüglich der Menge und der Auswahl des Eiweißes, des Gemüses und der Früchte einbauen.

Tabellarische Gegenüberstellung von Simeons und DAK

	Dr.Simeons-Protokoll	Die Adipositas-Kur
Dauer der Diätphase	maximal 40 Tage bis zur Immunität, dann Stabilisierung und Austestung	unbegrenzt bis zum Wunschgewicht, da sich keine Immunität entwickelt
HCG Verabreichung	Injektionen	homöopathische Tropfen oder Globuli
Anzahl der Kalorien	maximal 500 kcal pro Tag	Richtwert von 700 kcal pro Tag
Eiweißquellen-Menge	100 g roh gewogen	100 – 120 g gebraten gewogen
Gemüse-Menge	beschränkt auf maximale Tageskalorienangabe	unbeschränkt
Obstmenge	2 pro Tag	2 pro Tag
Eiweissauswahl	streng begrenzt	etwas erweitert
Gemüseauswahl	streng begrenzt	stark erweitert
Obstauswahl	streng begrenzt	stark erweitert
Mischen von Gemüse	nicht erlaubt	erlaubt
Fett in der Nahrung	so gering wie möglich	In geringen Mengen erlaubt (Omega-3)
Öl über Kosmetika	vermeiden	häufig nicht problematisch

Mahlzeiten-Vorschläge für die Diätphase

Für die 'reine Lehre' nach Dr. Simeons und für alle, die verschiedene Gemüsesorten nicht mischen wollen, aber trotzdem schmackhaft kochen wollen, habe ich hier meine Art der Zubereitung für einzelne Komponenten zusammengestellt. Es handelt sich hier immer lediglich um ein Gemüse mit Gewürzen. Gewürze machen den Unterschied aus, ob es schmeckt oder nicht. Also würzen Sie großzügig und probieren Sie auch Varianten aus Ihrem eigenen Erfahrungsschatz. Die zubereiteten Gemüse kombinieren Sie dann einfach mit Ihren gewählten Proteinquellen. Sparen Sie nicht am Gemüse. Essen Sie so viel, bis Sie kautechnisch befriedigt sind und Ihr Magen gut gefüllt ist. Die 350 Kalorien pro Mahlzeit sind ein Richtwert. Gemüse möchte ich nicht begrenzen.

Zwiebeln zubereiten

Nehmen Sie die gewünschte Menge Zwiebeln, schälen sie und schneiden Sie sie in Würfel. Geben Sie diese in einen Topf oder eine Pfanne mit Wasser und kochen Sie die Zwiebeln, bis sich das Wasser gelblich verfärbt. Danach kippen Sie das Wasser aus und brutzeln die Zwiebeln ohne Öl in der Pfanne goldgelb. Das Wasser hat den Zweck, die zu Blähungen verleitenden Inhaltsstoffe heraus zu kochen. Sie könnten die Zwiebeln auch gleich in der Pfanne anbraten, was bei mir jedenfalls zu gewaltigen Blähungen geführt hat. Um das zu verhindern, kochen Sie die Zwiebeln ruhig erst mal ein bisschen.

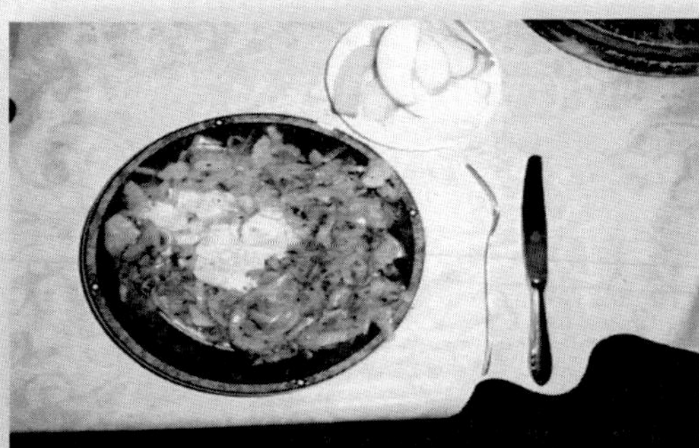

Während die Zwiebeln anbraten, geben Sie den Saft einer halben Zitrone, Steinsalz und Pfeffer hinzu. Individuell können Sie noch Knoblauchpulver, Currypulver oder was immer Ihnen schmeckt hinzugeben. Damit gelingt ein leckeres Gericht mit lediglich Zwiebeln und Gewürzen.

Tomaten zubereiten

Eine meiner Lieblingsspeisen während der Diätphase waren gedünstete Tomaten. Nehmen Sie hierfür die gewünschte Menge Tomaten und vierteln oder achteln Sie sie. Geben Sie diese dann in eine Pfanne, und erhitzen diese. Nach einer Weile werden die Tomaten schön weich und ergeben eine lecker dicke Suppe. Geben Sie jetzt Steinsalz und Pfeffer hinein. Was auch noch lecker daran schmeckt ist Oregano und Currypulver. Damit bekommen Sie eine herrliche Bolognese-Geschmacksnuance hinein. Schmeckt hervorragend mit gebratenem Rindergehacktem oder Tartar. Alternativ können Sie auch Knoblauchpulver dran geben.

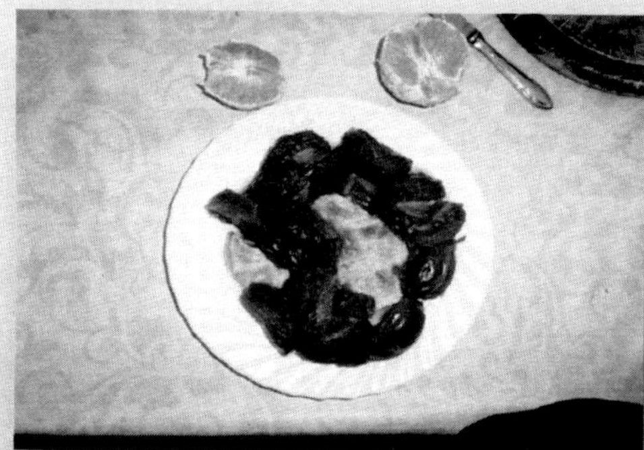

Spinat zubereiten

Kaufen Sie „Jungen Spinat" von Iglo, nicht den 'mit dem Blubb' frischer Sahne, denn Fett wollen wir ja weitestgehend vermeiden. Geben Sie den Spinat in eine leere Pfanne oder einen Topf, und erhitzen Sie die Pellets ohne Wasser und ohne Öl, bis sich ein fast flüssiger Brei ergeben hat - immer mal umrühren! Dann würzen Sie den Spinat mit Steinsalz, Pfeffer und Knoblauchpulver - alles gut durchmischen! Dazu passen dann 4 bis 6 gekochte Eier. Guten Appetit.

Ich denke, hier ist ein guter Platz, um etwas über die Trennung von Eigelb und Eiweiss zu philosophieren. Dr. Simeons schreibt, dass man nur das Eiweiß essen soll, da das Eigelb zu fettig ist. Ich habe aber festgestellt, dass es mir unheimlich leid tut, das Eigelb zu entsorgen. Im Eiweiss ist zwar kein Fett, aber im Eigelb sind hochwertige Proteine, Mineralstoffe (Calcium, Phosphor, Eisen) und Vitamine (A, B und E) enthalten. Und es ist einfach zu schade, diese reiche Quelle nicht anzuzapfen. Eigelb besteht zu 48 % aus Wasser und 33 % Fett. Lange Rede, kurzer Sinn. Essen Sie das Eigelb mit und zwar von jedem Ei.

Rotkohl kochen

Eine willkommene Abwechslung ist gekochter Rotkohl. Hier ist es am besten, wenn Sie gleich für mehrere Mahlzeiten vorkochen. Nehmen Sie einen mittelgroßen Rotkohl und schneiden ihn in kleine Stücke, so wie Sie ihn mögen. Den Strunk des Kopfes entfernen Sie oder kochen ihn mit.

Geben Sie die Rotkohlstücke in einen großen Schnellkochtopf oder Topf und füllen Sie gut Wasser hinein. Dann lassen Sie alles zu kochen beginnen, und geben den Saft einer ganzen Zitrone (für bleibende Rotfärbung), Steinsalz und Pfeffer hinein. Die Nelken nicht vergessen!

Ich nehme für einen großen Topf 5 bis 7 Stück. Es kommt auf Ihren Geschmack an. Verrühren Sie alles gut und lassen es bis zu 20 Minuten lang kochen. Dann können Sie jeweils für eine Mahlzeit die gewünschte Menge mit der Kelle aus dem Topf holen.

Beim nächsten Mal das Ganze noch einmal erhitzen. Je öfter das geschieht, desto besser schmeckt der Rotkohl. Sie können auch einen Apfel reinschneiden und mitkochen.

Weißkohl

Weißkohl lässt sich auf mehrere Arten zubereiten. Zu Beginn der Kur habe ich mir immer gebratenen Weißkohl zubereitet. Später eher eine Weißkohlsuppe. Aber lassen Sie uns mit dem gebratenen Weißkohl beginnen.

Gebratener Weißkohl

Vierteln Sie einen großen Weißkohlkopf, entfernen Sie den Strunk. (s.o.) Schneiden Sie ein Viertel (oder so viel Sie mögen) in kleine Schnitzel und geben alles in eine Pfanne mit Wasser und Kümmel.

Das erhitzen Sie, und kochen den Kohl bis er 'al dente' ist. Dann kippen Sie das Wasser weg und brutzeln die Scheibchen in der Pfanne goldgelb. Geben Sie Steinsalz und Pfeffer hinzu. Umrühren. Fertig.

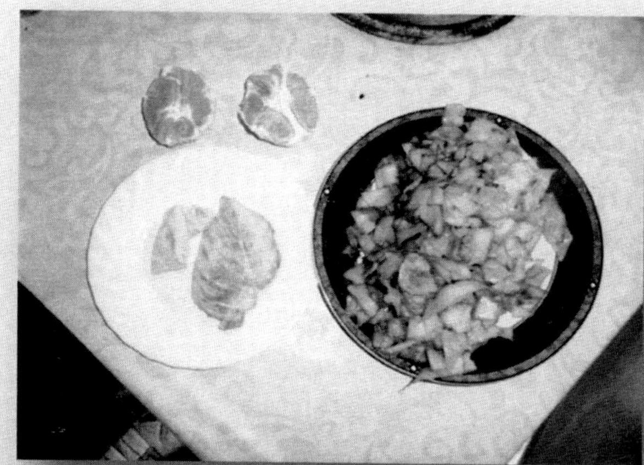

Weißkohlsuppe

Nehmen Sie einen mittleren Weißkohlkopf und schneiden ihn in kleine Schnitzel. Den Strunk herausschneiden. Die Schnitzel geben Sie in einen großen Topf mit Wasser - oder auch einen Schnellkochtopf. Geben Sie Kümmel, Steinsalz und Pfeffer hinzu.

Eventuell auch etwas Liebstöckel für den Maggi-(Kraut)-Geschmack. Im Schnellkochtopf ca. 15 Minuten und im großen Topf 25 Minuten kochen lassen. Jetzt haben Sie eine leckere Suppe, die für mehrere Mahlzeiten ausreicht. Hier mit Tomaten gemischt.

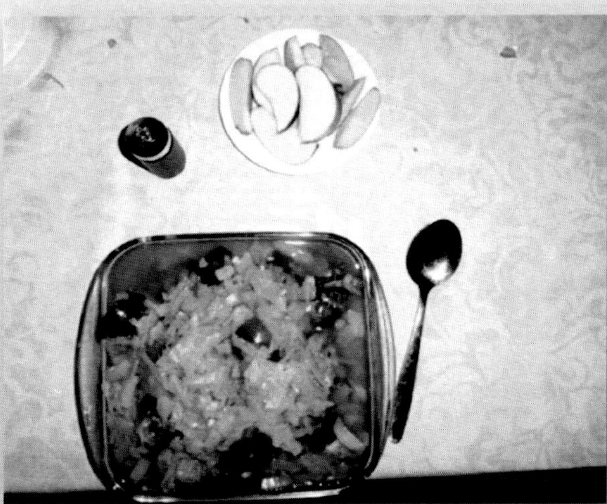

Rosenkohl

Nehmen Sie einen Beutel (750 g) Rosenkohl und putzen Sie die Röschen. Dann halbieren Sie sie und dünsten sie in einer Pfanne oder einem Topf. (Wenn sie halbiert sind, dann sind sie schneller durch – aber das wissen Sie sicherlich). Würzen Sie sie mit Steinsalz und Pfeffer. Ganz zum Schluß, vor dem Servieren noch Muskatnuss drüber raspeln und umrühren.

Wirsingkohlsuppe

Kaufen Sie einen Wirsingkohlkopf, waschen Sie ihn und schneiden ihn in kleine Stücke, entfernen den Strunk und geben alles in einen großen Topf oder Schnellkochtopf mit Wasser. Bringen Sie alles zum Kochen und geben Sie Steinsalz, Pfeffer, Liebstöckel und / oder Gemüsebrühe hinzufügen. 20 Minuten köcheln lassen.

Champignons

Nehmen Sie die gewünschte Menge Champignons (ich habe mir die braunen ausgesucht, da diese aromatischer schmecken), und halbieren oder vierteln Sie sie. Geben Sie die Pilze in eine Pfanne mit Wasser und lassen Sie diese gar kochen. Würzen Sie mit Steinsalz, Pfeffer und Gemüsebrühe oder nach Belieben.

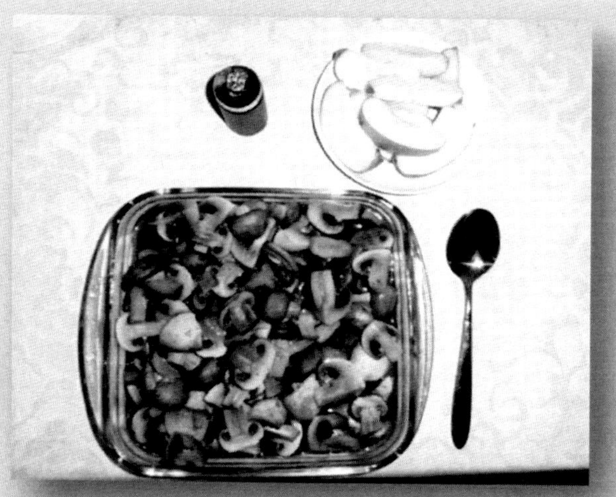

Paprika

Nehmen Sie mehrere Paprikaschoten (Farbe egal) und schneiden das Kerngehäuse heraus. Schneiden Sie die Schoten in kleine Stücke, und geben Sie sie in eine Pfanne mit Wasser. Köcheln, bis der Paprika bissfest, aber gar ist. Schmecken Sie mit Steinsalz und Pfeffer sowie Thymian und Rosmarin ab!

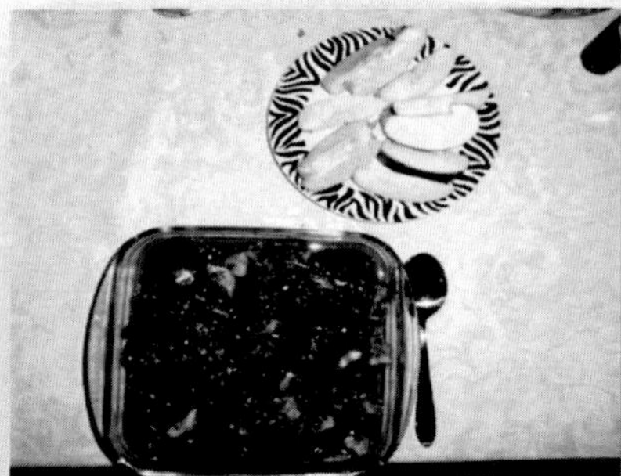

Lauch / Porree

Eine leckere Abwechslung auf dem Speiseplan ist Lauch. Kaufen Sie ein paar große Stangen, waschen Sie sie und trennen das Dunkel-grüne und das Endstückchen am Wurzel-Ende ab. Dann entfernen Sie die erste Schicht des Lauches. Die übrig gebliebene(n) Stange(n) schneiden Sie dann in 1 cm breite Stücke und kochen Sie in einer Pfanne mit Wasser gar. Zum Würzen nehmen Sie Steinsalz und Pfeffer. Am Ende raspeln Sie noch etwas Muskatnuss drüber.

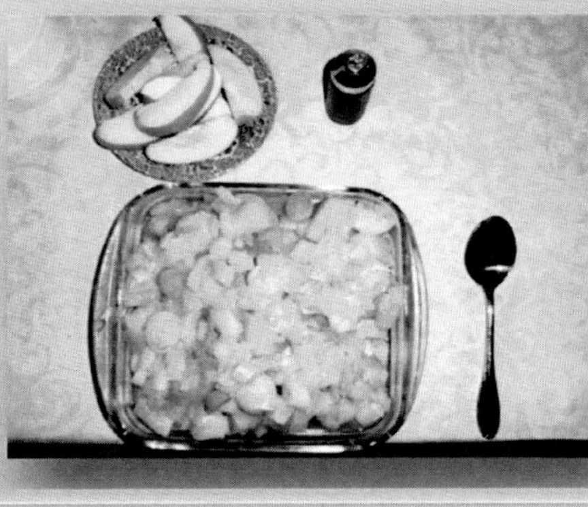

Blumenkohl /Brokkoli

Nehmen Sie einen mittleren oder großen Blumenkohlkopf, putzen ihn (entfernen des Grünzeugs und den Strunk) und schneiden den Rest in Stücke. Diese geben Sie dann in eine Pfanne und dünsten alles mit etwas Wasser, bis der Blumenkohl bissfest und gar ist. Steinsalz und Pfeffer für die Würze und am Ende Muskat.

Kohlrabi

Ähnlich gehen Sie vor, wenn Sie Kohlrabi zubereiten. Schälen Sie die gewünschte Menge an Kohlrabi, und schneiden Sie alles in kleine Stifte, die Sie in einer Pfanne mit Wasser dünsten. Pfeffer und Steinsalz sowie Muskatnuss runden den Geschmack ab.

Spargel

Ich beziehe mich hier auf den Spargel im Glas, den es ganzjährig zu kaufen gibt. Dieser braucht einfach nur aus dem Glas gekippt zu werden. Dann zerteilen Sie ihn einmal in der Mitte, um mundgerechte Stücke zu erhalten. Erhitzen kann man ihn (auch) in der Mikrowelle und gibt danach Steinsalz, Pfeffer und Knoblauchpulver drauf.

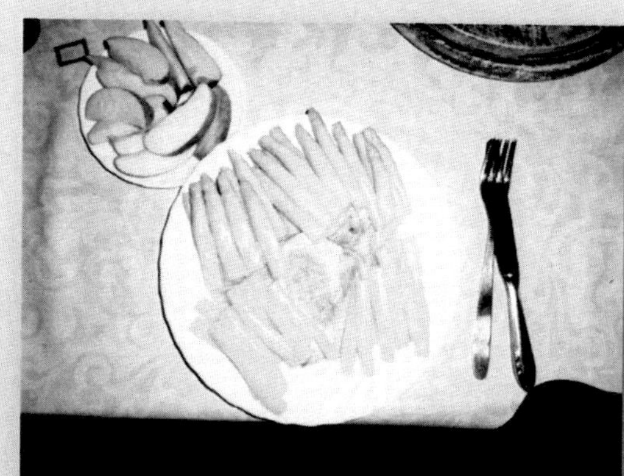

So... das sollte mal eine kleine Zusammenstellung meiner Speisenzubereitung sein. Sicher gibt es noch raffiniertere Varianten, wie man einige Gemüsesorten schmackhaft machen kann. Ich wollte es so einfach wie möglich halten. Sie können auch Würzmischungen ausprobieren. Z.B. asiatisch, indisch, mexikanisch. Es sollte nur fettarm sein (siehe auch die Anmerkungen zu Omega 3 Fettsäuren weiter hinten) und wenn möglich, kein Glutamat oder Hefeextrakt enthalten.

Alternativ können Sie auch rohes Gemüse verzehren. Die Bilder stammen noch aus der Anfangszeit meiner Kur. Nehmen Sie ruhig die Mengen Gemüse, die für Sie stimmig sind.

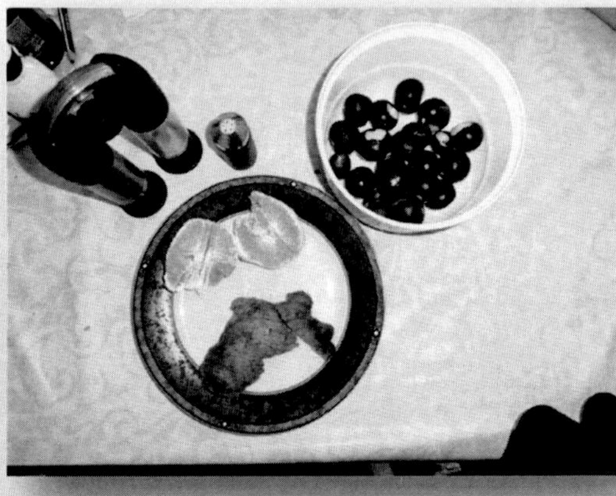

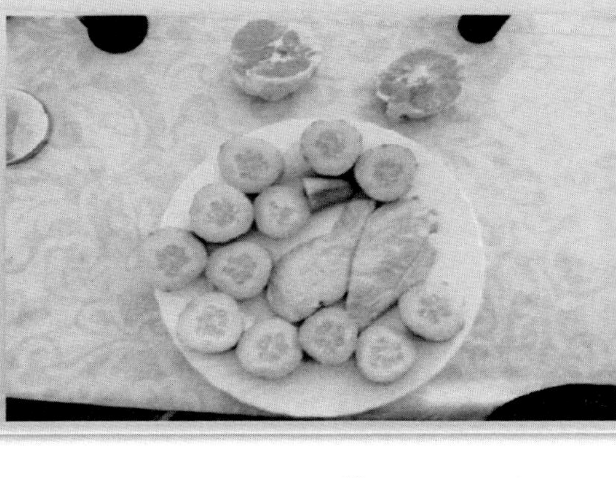

Ich habe anfangs auch Fisch gegessen, bin aber davon abgekommen, da er mich 'kautechnisch' nicht befriedigt hat. Fisch war mir einfach zu weich. Ich wechselte dann alle paar Tage zwischen Hühnerbrust und Rinderminutensteaks hin und her. Was auch nicht problematisch ist, sind Putensteaks und Schweineschnitzel. Rindergehacktes ist auch eine willkommene Abwechslung. Achten Sie darauf, dass Sie das Fett vor dem Verzehr mit Küchenkrepp weitgehend herausdrücken oder aus der Pfanne abkippen! Kalb habe ich mir ab und zu gegönnt, wenn es im Angebot war. Aber lassen Sie sich nicht von mir beeinflussen. Essen Sie einfach das, was Ihnen schmeckt.

Zur Zubereitung von Fleisch und Fisch sei gesagt, dass Sie es am besten in einer beschichteten Pfanne in Wasser kochen, dann das Wasser abkippen und dann noch ein bischen weiter braten. Das gibt einen herzhafteren Geschmack. Sie können es aber auch gleich ohne Wasser (mit wenig gesundem Öl) anbraten - was Ihnen lieber ist.

Apfel und Orange kann man je nach Lust und Laune auch durch eine große Handvoll Erdbeeren oder eine halbe Grapefruit (Pampelmuse) ersetzen. Oder durch eine der anderen Fruchtsorten. Nektarinen, Pfirsiche oder alle Beerensorten sind optimal.

Gewürzt habe ich lediglich mit Himalaja-Steinsalz und Pfeffer. Habe aber nach und nach weitere Gewürze probiert. Ich wechselte auch zwischen rohem und angebratenem Gemüse, wobei ich sagen muss, dass gebratenes mich besser gesättigt hat.

Sie sehen, dass es gar nicht so wenig ist, was man pro Mahlzeit zu sich nimmt. Also haben Sie keine Angst davor, Hunger zu schieben. Das hHCG übernimmt einen starken Part in der Einfriedung des Hungers durch die Freigabe des abnormalen Fetts. Sie haben immer genügend Energie im Körper, damit Sie keinen Hunger verspüren.

Rezepte unserer Forenmitglieder (Auswahl)

Auf vielfachen Wunsch habe ich noch Rezepte unserer Forenmitglieder hier mit aufgenommen. Es wurde sehr viel Kreativität und Liebe in die Mahlzeitenvorschläge gesteckt und ich bedanke mich herzlich bei Civatetea, Lawica, Renan61, Schnucki, Casiotanzen, Kräutermarie und Susi.

Schnitzel mit Sauerkraut (Casiotanzen)

ca. 130 g mageres Schweineschnitzel (Rohgewicht)
250 - 300 g Sauerkraut
Salz, Pfeffer, Kümmel, 2 Lorbeerblätter, 2 Wacholderbeeren
1-2- EL Suppengrundstock oder fettfreie Gemüsebrühe
1 Zwiebel

Das Sauerkraut mit den Gewürzen und etwas Wasser in einen Topf geben und für ca. 20 - 30 Minuten köcheln lassen. In der Zwischenzeit in einer beschichteten Pfanne die geschälte und kleingewürfelte Zwiebel mit etwas Wasser dünsten und dann leicht anbräunen. Die angebräunte Zwiebel zum Sauerkraut geben.

Das Schnitzel von evtl. Fett befreien und leicht klopfen. Mit Salz und Pfeffer würzen und in einer beschichteten Pfanne braten. Ab und zu ein bischen Wasser in die Pfanne geben, damit sich der "Bratensatz" löst - so finde ich, bekommt das Schnitzel eine schöne Farbe.

Das Schnitzel mit dem Sauerkraut anrichten und genießen.

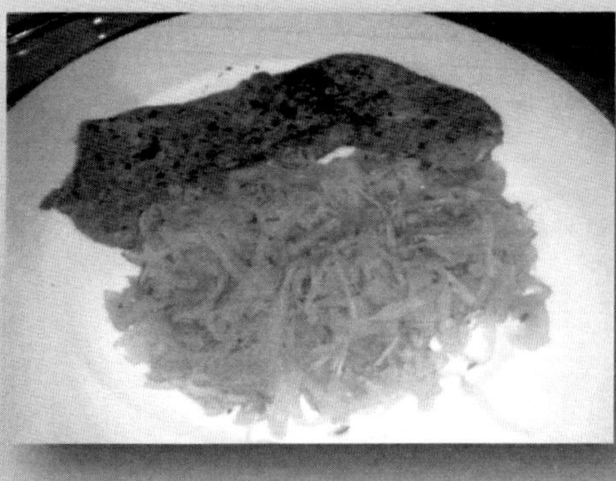

Curry-Hackbällchen mit Apfel (Renan61)

1,5 kg Rinderhack
1 große fein gewürfelte rote Zwiebel
1 Apfel fein gewürfelt
1 Ei, 2 Esslöffel gutes Currypulver, ½ TL Meersalz, frisch gemahlener schwarzer Pfeffer.

Ofen vorheizen auf 200 Grad. Alle Zutaten vermischen und kleine Frikadellen formen und diese dann in eine Auflaufform legen und 25 Minuten im Ofen backen lassen.

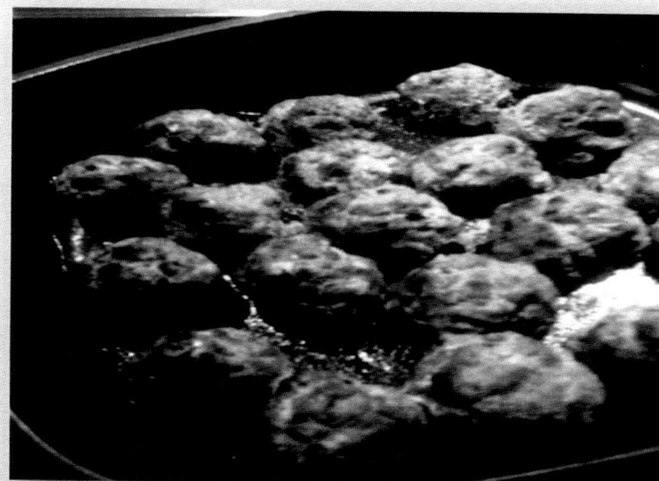

Zucchini-Spaghetti (Schnucki)

500 g gemischtes Hack scharf anbraten, mit Salz, Pfeffer und Knoblauchgrundstock würzen. 1 Eßl. Ajvar dazu, mit 500 ml passierten Tomaten ablöschen und leicht köcheln lassen. Ganz zum Schluss mit einem kleinen Schuss Sahne verfeinern.

In der Zwischenzeit eine kleine Zucchini pro Person durch den Spiralschneider drehen und in 1 Tl Ghee ca. 5 Minuten "al dente" in der Pfanne schwenken. Mit Salz abschmecken .... fertig.

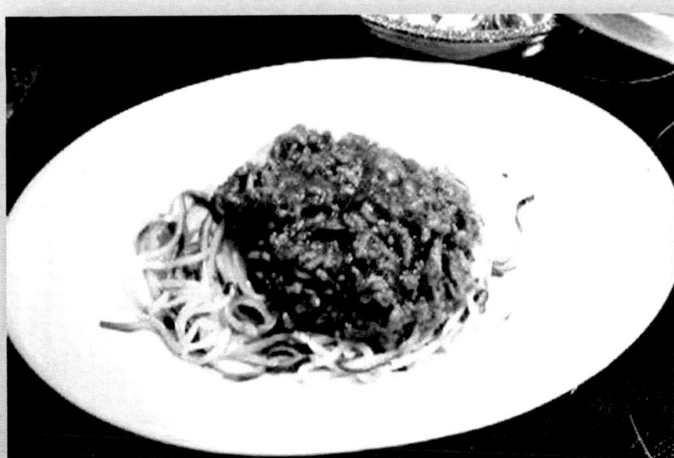

Thunfischfrikadellen (Civatetea)

4 Dosen Thunfisch, im eigenen Saft
5 EL Magerquark
2 Eier
1 Zwiebel, (kleingehackt)
1 Knoblauchzehe, (gepresst)
Kokosöl zum braten
Thymian oder Estragon oder Dill

Den Thunfisch zerpflücken und sehr gut abtropfen lassen! Danach mit dem Quark, kleingehackter Zwiebel, Pfeffer, gepresstem Knoblauch und dem Ei vermischen. Je nach Geschmack noch Thymian oder Estragon oder Dill dazugeben. Aus diesem Teig ungefähr 8 - 10 Frikadellen formen und mit etwas Öl bei mittlerer Hitze braten.

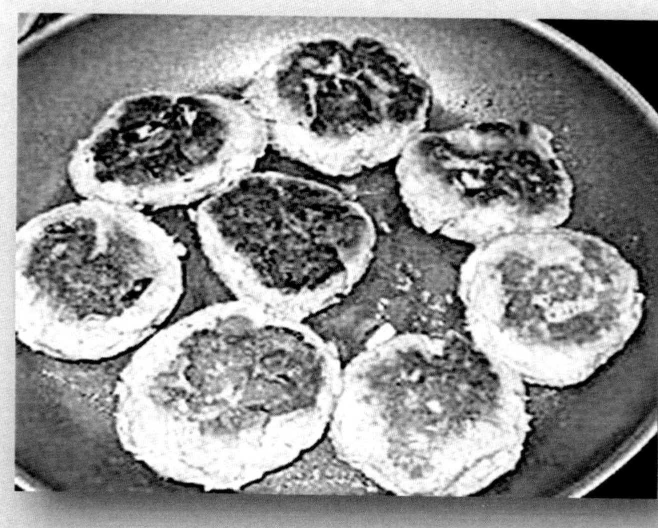

Fischpfanne mit Brokkoli und roten Paprika (Lawica)

4 Portionen
800 g Kabeljau oder ähnlicher Fisch
2 rote und in Stücke geschnittene Spitzpaprika
750 - 800 g Brokkoliröschen (evtl. tiefgefrorene)
1 große fein gehackte Zwiebel
Saft von 1/2 Zitrone

Den Fisch waschen, trocken tupfen und in Würfel von ca. 3x3 cm schneiden, mit dem Zitronensaft beträufeln, mit Salz, Pfeffer und Curry würzen, eine halbe Stunde ziehen lassen.

In dieser Zeit die Zwiebel- und Paprikastücke in beschichteter Pfanne fettfrei anschmoren. (Tiefgefrorene) Brokkoliröschen darauf setzen, und gleich mit Salz, Pfeffer und gekörnter Gemüsebrühe bestäuben. Deckel der Pfanne schließen und ca. 5 - 10 Minuten garen. Wenn der Brokkoli fast gar ist, die Fischstücke darauflegen, und Deckel wieder schließen. Weitere 10 - 15 Minuten garen - nicht umrühren - der Fisch zieht auf dem Gemüse im Dampf durch.

In 4 Portionen teilen, schmecken lassen

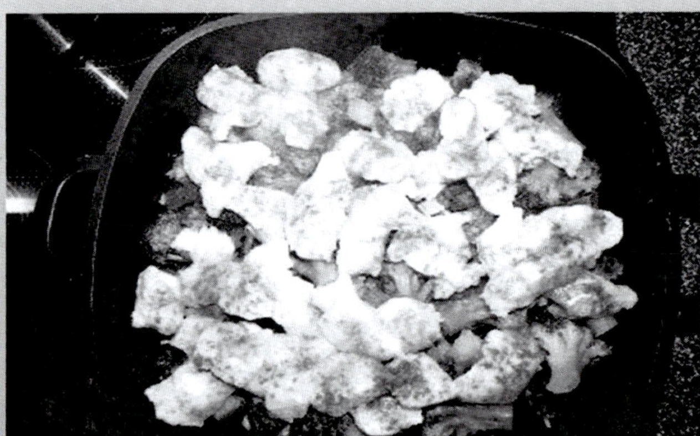

Quarkkuchen (Renan61)

5 EL Quark
3 EL Haferkleie
2 Eigelbe
2 EL Zitrone oder wer mag gerne etwas mehr
5 Eiweiss
2 EL Sukrin

Alles zusammen mischen, das Eiweiss steif schlagen und unterheben, dann für 20 - 25 Min. bei 180 Grad in den Backofen.

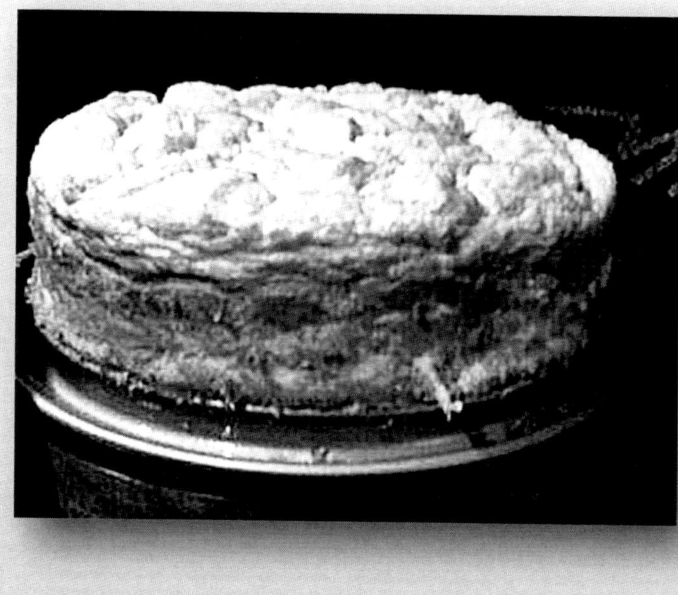

Muffins (Renan61)

4 Eier
4 EL Magerquark
2 EL Sukrin
12 EL Haferkleie
1 TL Backpulver

Die Eier trennen und das Eiweiss zu Schnee schlagen, alle anderen Zutaten mischen und gut verrühren und danach das Eiweiss unterheben.

Bei 180 Grad 25-30 Min. in den Backofen bei Ober- und Unterhitze.

Ich habe frische Blaubeeren reingemacht und genau 12 Stück rausbekommen und so sahen sie aus.

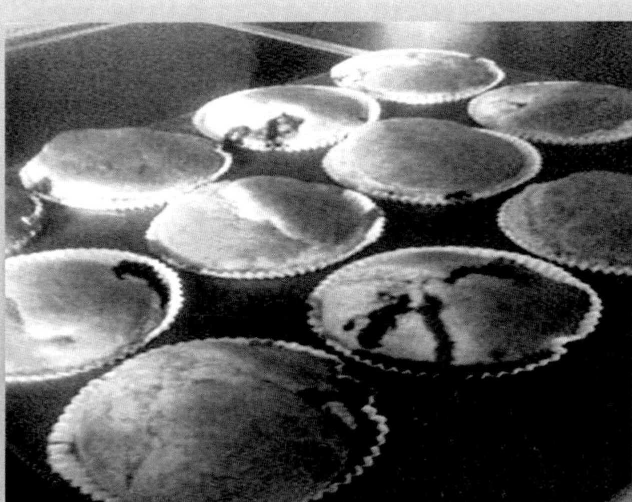

Waffeln (Renan61)

6 Eier
4 EL Haferkleie
2 EL Quark
2 TL Backpulver
Süßstoff nach Geschmack
etwas Buttervanillearoma

Die Eier mit dem Sukrin schaumig rühren, dann die andern Zutaten unterheben. Die Eier braucht man nicht trennen, denn es wird ein fluffiger Teig.

Im Waffeleisen ausbacken und es wurden bei mir 8 Stück und dazu gab es Rhabarberkompott.

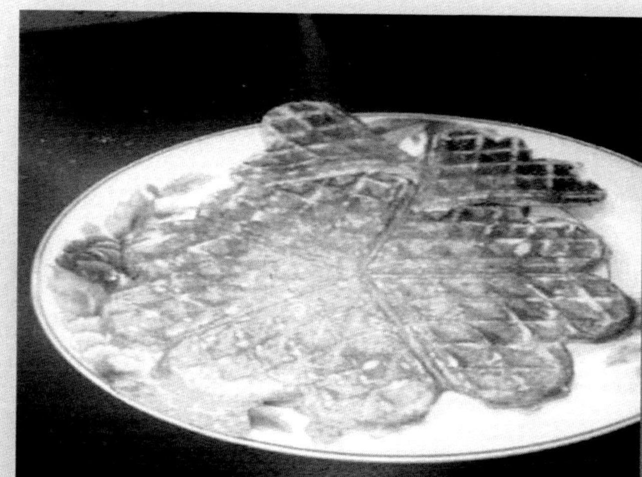

Pizza (Renan61)

2 EL Haferkleie 30 g
Frischkäse 0.2% 60 g
1 Ei
1 MS Backpulver
Salz, Gewürze nach Geschmack

Alles zusammen verrühren und dünn auf ein mit Backpapier ausgelegtes Blech geben. 10 Min. backen lassen. Dann belegen nach Wunsch und nochmal 15 Min. weiterbacken.

Ich hatte Thunfisch und frische Zwiebeln und als alles fertig war noch 1 frische Tomate obendrauf. Mir hat sie geschmeckt und ist wie immer schnell gemacht.

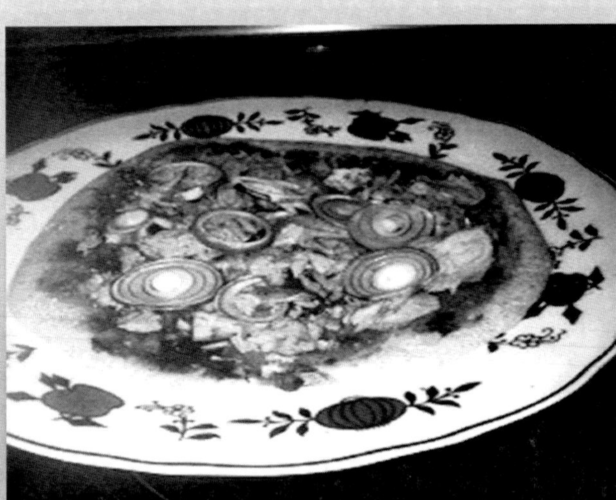

Zucchininudeln mit Garnelen (Casiotanzen)

130 g geputzte Garnelen
1 - 2 Stück Zucchini
Salz, Pfeffer, Suppengrundstock oder fettfreie Brühe
1 Knoblauchzehe
Wasser, etwas Zitronensaft

Die Garnelen waschen, mit Zitronensaft beträufeln und salzen. Die Zucchini mit dem Julienneschneider oder Spiralschneider in feine Streifen schneiden und etwas salzen. In einer beschichteten Pfanne die geschälte, in Würfel geschnittene Knoblauchzehe leicht andünsten. Die Garnelen dazugeben und rundum bei geringer Hitze garen.

Die Zucchinistreifen dazugeben und mit den Garnelen vermischen, etwas Wasser dazugeben und würzen. Für ca. 5 - 8 Minuten fertig garen (je nach Bißfestigkeitswunsch der Zucchini).

Auf einem Teller anrichten und schmecken lassen.

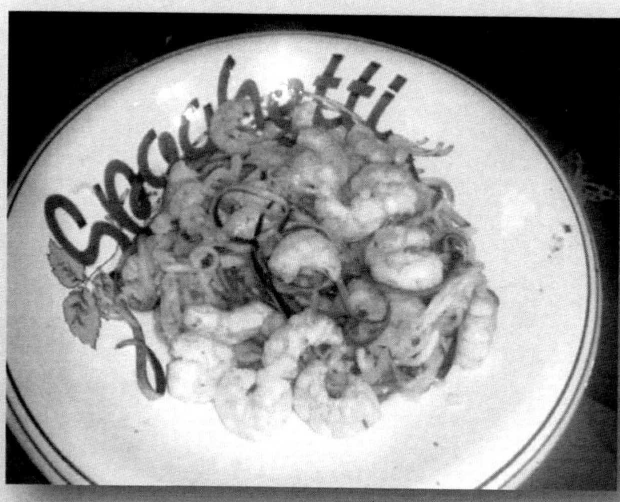

Fettfreie Spargelsuppe mit Hähnchenbrust (Kräutermarie)

Das Rezept ist für mindestens 5 Portionen (ziemlich grosse Teller).

1 Kg frischen oder Tiefkühlspargel (160 kcal), 500 g Hähnchenbrust (560 kcal), Gemüsebrühe (am besten eine Bio-Brühe ohne Glutamat), nach Bedarf Himalayasalz, Kräuter nach Wahl und Geschmack. zB. Bohnenkraut, Thymian (nur wenig, sonst wird die Suppe bitter), Rosmarin, Liebstöckel (Maggikraut), Petersilie, Schnittlauch etc

Den Spargel schälen und die Schalen und trockenen Enden in ca. 3 Liter Wasser ein paar Minuten aufkochen. Danach abseien und in den Sud die kleingeschnippelten Spargelstückchen und die in mundgerechte Stückchen geschnittene Hähnchenbrust geben. Instant-Brühe, Salz und die Kräuter als Sträusschen gebunden kochen bis Fleisch und Spargel gar sind. Fertig. Die Kräuter können auch gehackt zum Schluss in den Topf. Ich hab beide Varianten probiert und mag sie beide. Hätte nie gedacht, dass fettfreie Spargelsuppe so gut schmecken kann! Liegt am Bohnenkraut und am Liebstöckel. Aber auch den knoblauchigen Geschmack des Schnittlauches finde ich Klasse!

Schneller geht es mit tiefgefrorenem Spargel und schmeckt auch. Eignet sich herrvorragend zum Einfrieren

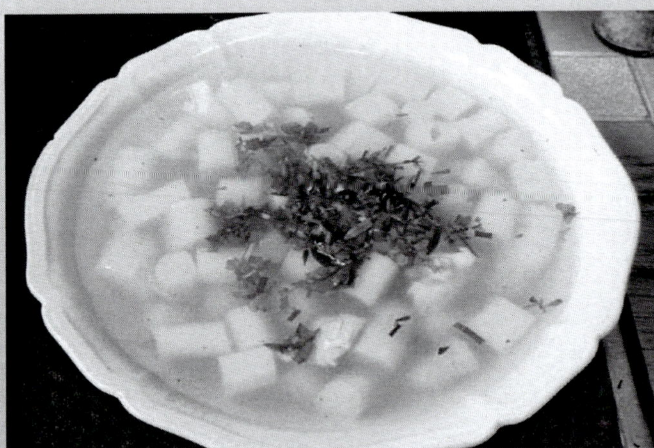

Fischfilet auf mediterranem Gemüse (Civatetea und Kräutermarie)

Fischfilet nach Wahl (hab meistens Tiefkühlfilet), Zucchini, Tomate, Aubergine, Paprika, rote Zwiebel, Thymian, Rosmarin, Majoran, Oregano, Knoblauch, Salz, Pfeffer, Zitronensaft, Gemüsebrühe

Das Gemüse klein schnippeln. In eine Auflaufform legen. Die Kräuter klein hacken, Knoblauch pressen oder hacken. Alles in eine Schale mit Salz und Pfeffer würzen. Zitronensaft und Gemüsebrühe dazu giessen und gut mixen. Eventuell etwas Wasser zugeben. Das Gemisch über das Gemüse giessen. Den Fisch auf das Gemüse legen. Mit Salz und Pfeffer abschmecken und mit Zitronenscheiben belegen. Bei 200 °C 25 - 30 Min. in den Ofen.

So wie es hier steht, schmeckt es mir nicht. Die halbgaren Auberginen schmecken einfach nicht und das Fischfilet ist nach 25 bis 30 Minuten bei 200°C trocken. Damit kannst du jeden Neuling in die Flucht schlagen.

Deshalb lasse ich das Gemüse für mindestens 30 Minuten im Ofen und lege erst danach den Fisch drauf. Alufolie drüber und nochmal für ca. 20 Minuten in den Ofen. Natürlich schmeckt es viel besser mit einem Löffel Öl und beim Anrichten mit ein wenig fettarmem Naturjoghurt. In Zukunft werde ich die Aubergine ganz weglassen, mehr Tomate nehmen, noch mit Bruschettagewürz (hauptsächlich getrocknete Tomatenflocken) würzen und das Gericht mit dem Löffel essen. So schmeckt es mir am besten.

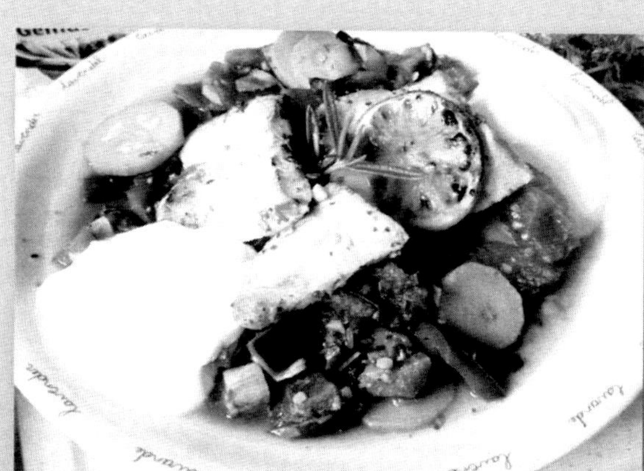

Ofentomaten mit Fischfilet (Kräutermarie)

250 - 300 g Tomaten,
Knoblauchzehe, Rosmarin, Fischgewürz (Salz), Himalayasalz,
evtl. ein paar Spritzer Zitrone (geht auch ohne)
ca. 120 g Fischfilet (Pangasius, Rotbarsch, Zander, Hecht)
zwei Löffel Wasser, Alufolie

Den Ofen auf 200 °C vorheizen. Tomaten waschen, halbieren oder vierteln, Stielansatz entfernen, und in eine feuerfeste Form legen (ich nehme eine von der Grösse passende Metallschüssel dafür, weil sie die Hitze schneller leitet). Koblauchzehe abziehen, kleinschneiden und auf den Tomaten verteilen, dann mit Rosmarin und Salz würzen, die zwei Löffel Wasser dazu und für 20 - 30 Minuten im Ofen auf die mittlere Schiene stellen. Die Knoblauchzehe kann auch zerquetscht zwischen die Tomaten gelegt werden. Dann ist der Knoblauchgeschmack nicht so intensiv. Das Fischfilet waschen, mit der Zitrone säuern (dadurch bleibt der Fisch schön fest) mit einem guten Fischgewürz plus Salz von beiden Seiten würzen. Die Tomaten aus dem Ofen nehmen und den Fisch drauflegen. Dann eine Alufolie drüber (Vorsicht heiss!), damit das Fischfilet nicht trocken wird und nochmal für ca. 15 bis 20 Minuten in den Ofen. Je nach Herd, kann die Dauer unterschiedlich sein. Die Tomaten sollten noch ein wenig Biss haben, aber die Schale soll sich leicht lösen. Auf dem Teller angerichtet bekommt dieses leichte Fischessen einen besonderen Pfiff, wenn die Tomaten noch mit einer Balsamico Reduktion gewürzt werden. Ich nutze Feigen-Balsamico oder Orangen-Balsamico dafür.

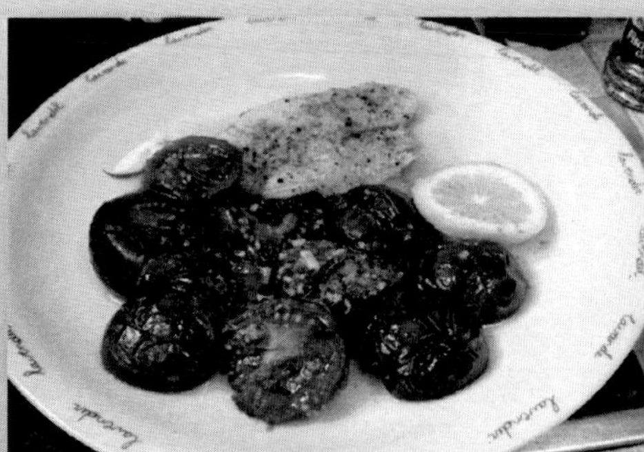

Hähnchengyros mit Gurke und Tomate und Joghurt zum dippen (Kräutermarie)

ca. 120 g Hähnchenbrust,
Gyrosgewürz, Himalayasalz,
1 Teelöffel neutrales Öl,
2 Esslöffel Weisswein und ein paar Löffel Wasser.
Gurke, Tomate, zwei Löffel Naturjoghurt

Hähnchenbrust klein schneiden. In einem Teller oder Schälchen erst mit dem Gewürz und Salz gut durchmischen, dann das Öl und den Wein dazugeben und wieder mischen. Eine Folie drüber und im Kühlschrank ein paar Stunden (mind. 2 h) ziehen lassen. Dann in einer beschichteten Pfanne anbraten. Mit ein paar Löffel Wasser ablöschen und bei zugedeckter Pfanne zwei drei Minuten dünsten lassen.

Die Tomaten und die Gurke mundgerecht schneiden. Dann alles auf einem Teller mit dem Joghurt anrichten und guten Appetit. Das Ganze hat einen Nährwert von ca. 350 kcal und macht gut satt.

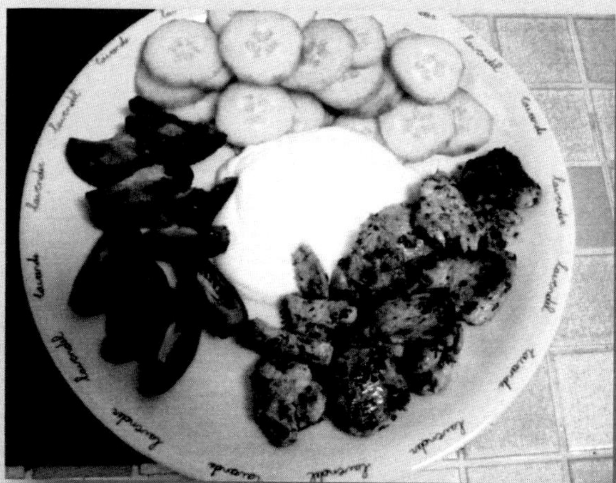

GeDAKeltes BROT (Susi)

100 g Gluten
100 g Haferkleie, gemahlen
20 g Flohsamen (ganz, nicht die Schalen)
30 g Leinsamen
20 g Sesam
3/4 Würfel Hefe
1 geh. TL Salz
1 gestr. TL Kurkuma (muß nicht, aber ich mag es gern, wenn der Teig gelblich ist)
380 g Wasser

Alle trockenen Zutaten vermischen, dann die im Wasser aufgelöste Hefe dazugeben und alles mit einem Löffel gut mischen. 2,5 Stunden abgedeckt gehen lassen. In eine Form geben (meine ist 20 x 10 cm, ich sprühe die ein wenig mit Öl ein) und bei 180 Grad Heißluft (vorgeheizt) 60 - 75 min. backen. Auskühlen lassen.

Ich schneide aus dem Brot 28 Scheiben á ca. 25 g, ergibt dann 38 kcal und 2,3 KH/Scheibe. Das Brot schmeckt frisch aber auch prima getoastet.

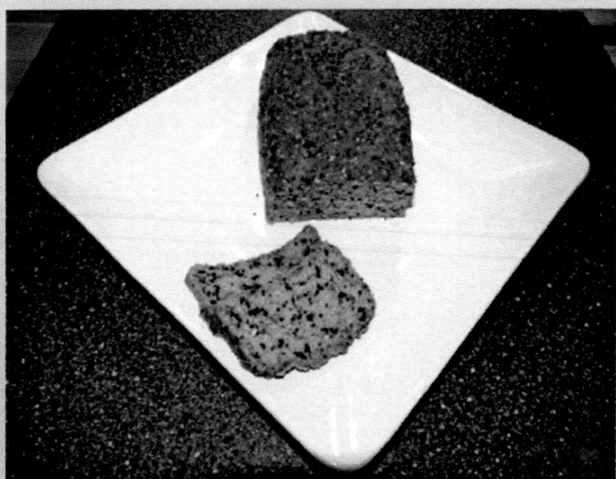

PAVLOVA (Baiser mit Quark und Himbeeren) (Susi)

3 Eiweiss (Eier Gr. M)
70 g Sukrin
1 TL Apfelessig
1 TL Vanille-Aroma (meines ist von Spice Islands)
1 EL Wasser
Quark
Inulin
Süßstoff
Beeren nach Geschmack

Eiweiss mit dem Sukrin, Wasser, Vanille und Essig 5 Min. bei 50 Grad, Stufe 3 mit Schmetterling im TM schlagen (habe noch den TM 21). Für die Pavlova die Baisermasse auf einem mit Backpapier ausgelegten Backblech in der gewünschten Größe zerstreichen (Höhe ca. 1,5 cm) und bei 110 Grad Heißluft (vorgeheizt) 110 min backen und abkühlen lassen. Die nicht benötigten Baisers in einer luftdichten Dose aufbewahren.

Quark mit Süßstoff (nicht zu sehr süßen, da der Baiser ja sehr süß ist) und einem bißchen Selterwasser schön cremig schlagen und die gewünschte Menge auf die Baisers geben. Normalerweise gebe ich eine Beerenmischung auf die Sahne (jetzt leider nur Quark), hatte aber nur noch ein paar Himbeeren.

Wer Inulin im Haus hat, schlägt davon einen EL unter den Quark, wird dadurch schön sahnig!

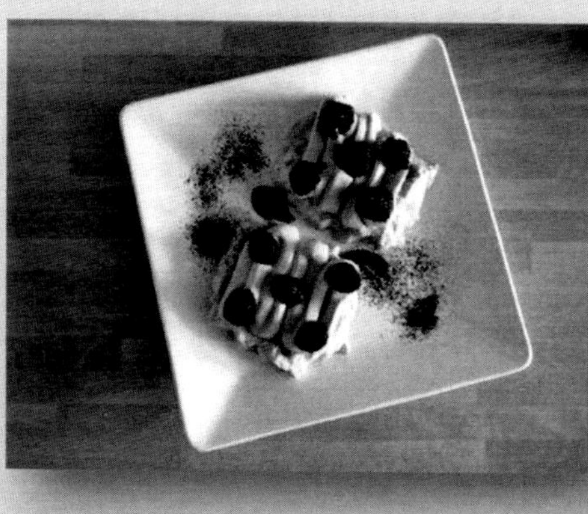

Eierschaum mit Stevia (Matze)

Hier noch ein kalorienarmes und wohlschmeckendes Schmankerl von mir. Da ich auf Milchspeisen mit Wasseranlagerungen reagiere, mache ich mir gern einen Eierschaum mit Stevia in verschiedenen Geschmacksrichtungen. Dazu trenne ich 2 Eier vom Eigelb und gebe das Eiweiss und etwas flüssiges Stevia mit verschiedenen Fruchtgeschmäckern in einen Messbecher.

Mit einem Handmixgerät schlage ich das Gemisch schaumig bis fest. Auf höchster Stufe ca. 2 Minuten. Danach gebe ich das Eigelb hinzu und schlage das Ganze noch mal kurz durch. Würde man das Eigelb vorher nicht vom Eiweiss trennen, würde die Masse nicht fest werden. Meist löffle ich den Eierschaum direkt aus dem Messbecher ;-)

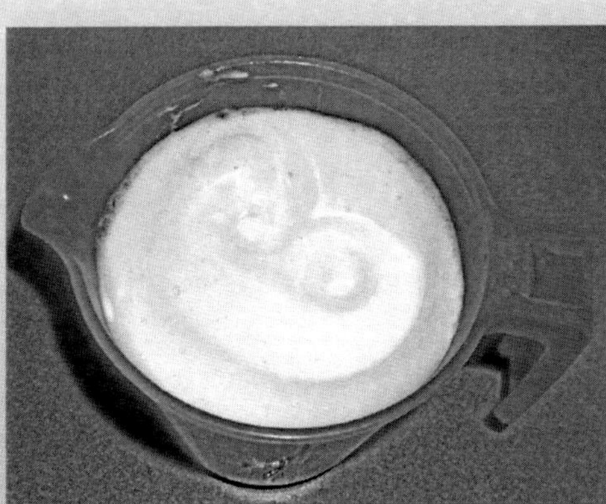

Das soll es an dieser Stelle erst mal gewesen sein. Die direkten Links zu den Rezepten gibt es hier:

Ketario-Forum: Link http://trimr.de/15Rz

Der Reset des Hypothalamus

passiert ungefähr nach 21 Tagen der Diätphase in Kombination mit dem hHCG - also ungefähr nach 23 Tagen inklusive der beiden ersten Ladetage. In diesen ersten 23 Tagen wäre es schlecht, wenn Sie die Diät abbrechen oder unterbrechen oder Nahrungsmittel essen würden, die nicht auf der Liste stehen. Nach diesen 23 Tagen ist eine Unterbrechung nicht ganz so tragisch. In den ersten 23 Tagen sollten Sie sich strikt an die Regeln halten (und im Idealfall auch danach), denn sonst würden Sie Ihren eigenen Erfolg torpedieren.

Sie werden im Durchschnitt ein halbes Pfund als Frau und ein Pfund als Mann abnehmen. Das heißt aber auch, dass Sie nicht jeden Tag an Gewicht verlieren werden. Und manchmal werden Sie sogar leicht an Gewicht zulegen. Das ist vollkommen in Ordnung und hat spezielle Gründe, die ich hier kurz erläutern möchte. Ihr Körper entleert während der Diätphase die Fettzellen und verwendet die daraus gewonnene Energie für die Versorgung Ihres Körpers. Die Fettzellen an sich sind aber noch da. Um diese aufzulösen und auszuschwemmen, benötigt der Körper Wasser. Dieses wird an einigen Tagen im Körper eingelagert und ist für den Stillstand beziehungsweise das auf der Waage gestiegene Gewicht verantwortlich.

Hält dieser Zustand länger als 4 Tage hintereinander an, kann man laut Dr. Simeons einen sogenannten „Apfeltag“ einlegen. Dazu isst man vom Mittag eines Tages bis zum Mittag des folgenden Tages verteilt, 6 große Äpfel und trinkt nur sehr wenig Flüssigkeit. Das zwingt den Körper dazu, am Folgetag eine große Menge Wasser auszuscheiden, und die Waage zeigt folglich wieder eine Abnahme. Dieser Apfeltag ist aber rein psychologisch (zur seelischen Unterstützung) zu sehen, denn eine Stagnationsphase wird - über kurz oder lang - immer von selbst aufgelöst.

Meinen einzigen Apfeltag habe ich ausgerechnet am allerletzten Tag der Diätphase gemacht. Mit dem Ergebnis, dass ich am nächsten Tag 2 Kilo Gewicht verloren hatte. Ich wollte unbedingt sehr nahe an mein 100 Kg (minus) – Ziel herankommen, was ich auch damit geschafft habe. Nur hatte ich an den darauf folgenden ersten Stabilisierungstagen wieder ein höheres Gewicht durch die Wiedereinlagerung des ausgeschiedenen Apfeltag-Wassers. Es ist also wirklich nur psychologisch zu sehen und nicht unbedingt notwendig. Den Tag hätte ich mir sparen können. Ich musste es aber auch selber probiert haben, um darüber schreiben zu können. Daher war der Tag doch lehrreich.

Wenn Sie an einem Tag viel Sport treiben oder sich extrem anstrengen, werden Sie ein „Mehr“ auf der Waage sehen können. Auch hier lagert der Körper Wasser an.

Und hier ist die wohl merkwürdigste Art einer Stagnation: Wenn Sie extrem viel Gewicht zu verlieren haben, kann es vorkommen, dass Sie Gewichtsmarken haben, die Sie schon mal für längere Zeit gehalten hatten, bevor es zu einem starken Gewichtsanstieg gekommen war. Die Gründe für diesen Gewichtsanstieg können vielfältig sein. Von stark psychisch belastenden Ereignissen, wie der Tod eines geliebten Menschen, Trennung nach einer langjährigen Beziehung oder unerwartetem heftigen Streit in der Familie, bis hin zu einer Verschlechterung des Metabolismus durch z.B. Medikamenteneinfluss oder Candida-Pilzbefall im Körper.

Oft werden Sie sich gar nicht mehr an dieses alte Niveau der temporären Gewichtsstabilität erinnern können. Das war nämlich mal einer ihrer Set-Points. Und diese sind noch im Hypothalamus auf die ein oder andere Weise gespeichert. Erreichen Sie den Bereich des alten Set-Point, wird ihr Hypothalamus diesen testen und darum 'kämpfen'. In dieser Phase könnte es sein, dass Sie bis zu 14 Tage lang nichts (auf der Waage nachvollziehbar) abnehmen. Das kann sehr frustrierend sein. Aber mit dem Wissen darum warten Sie diese Stagnation einfach ab. Danach werden Sie viel Wasser und somit Gewicht verlieren, und der Kampf ist gewonnen.

Der Set-Point verschiebt sich nach unten. Daher ist auch die folgende Phase bedeutend und entscheidend. Hier wird das erreichte Gewicht stabilisiert und als neuer Set-Point festgeschrieben.

Mögliche Fehler bei der Durchführung der Diät

Sollten Sie beim Wiegen am Morgen zugenommen haben, dann liegt es daran, dass Sie vermehrt Wasser angelagert haben. Das kann unter verschiedenen Voraussetzungen passieren:

1. Sie haben sich nicht an die Ernährungsvorschriften gehalten, das heißt, etwas zu Ihrer Nahrung hinzugefügt, was nicht dort hineingehört, wie zum Beispiel eine Frucht, ein Gemüse oder eine Proteinquelle, das/die nicht in der (erweiterten) Übersicht steht. Oder haben sie mehr als ein Grissino auf einmal gegessen?

2. Sie könnten auch zu viel Obst oder Eiweiß gegessen haben. Mehr als die 100 bis 120 g Eiweissquelle sollten sie nicht zu sich nehmen. Die gute Nachricht ist, das Sie mit dem Gemüse nicht

sparen müssen. Da kommt es nicht auf's Gramm an. Bei der Frucht sollten Sie dann aber wieder auf die Mengenangabe achten. Wenn Ihnen die Mengen zu wenig sind und Sie Angst haben, nach dem Essen gleich wieder Hunger zu haben, dann nehmen Sie vorsorglich eine Teelöffelspitze L-Glutamin unter die Zunge und lösen es dort auf - etwa eine Stunde vor der Mahlzeit. Sie werden sehen, dass Sie jetzt mit den Mengen sehr gut auskommen.

3. Vielleicht haben Sie auch zu viel Sport an einem Tag getrieben, was Ihren Körper veranlasst haben könnte, Wasser einzulagern. Sie sollen ruhig Sport treiben und es ist Ihnen ja auch ein Bedürfnis, je mehr Gewicht Sie verlieren. Nur übertreiben Sie es nicht, und steigern Sie sich langsam. Und zu zwingen brauchen Sie sich auch nicht. Sport ist für den Erfolg der Kur nicht unbedingt notwendig.

4. Möglicherweise haben Sie es auch mit dem Salzen an einem Tag etwas übertrieben. Hier gilt die Regel, dass man täglich immer in etwa gleich viel Salz zu sich nehmen sollte. Ein Mehr muss der Körper mit vermehrter Wasseranlagerung kompensieren.

Sollten Sie an manchen Tagen nicht abnehmen, dann liegt das nicht unbedingt an diätetischen Fehlern, sondern einfach daran, dass Ihr Körper das Wasser zurückhält, um Fettzellen aufzulösen, um diese dann auszuscheiden. Das ist das ganze Geheimnis der Tage ohne Gewichtsverlust. Leider passiert es in der Diätphase immer wieder, besonders wenn man Sie laaange Zeit durchführt, dass Sie Tage dabei haben, an denen Sie nicht abnehmen. Das 'nervt' mitunter sehr. Aber seien Sie sich sicher, dass das vollkommen normal ist, und dass dies auch wieder vorbeigeht. Sie können nach 4 Tagen Gewichtsstillstand einen Apfeltag einlegen oder es lassen. Ein Apfeltag hat - wie gesagt - eher einen psychologischen Effekt, da Sie am nächsten Tag viel Gewicht (Wasser) verlieren.

Die Stabilisierungsphase

Eine ganz entscheidende Phase schließt sich an die Diätphase an. Diese wird Stabilisierungsphase genannt und ist von äußerster Wichtigkeit, denn in dieser Zeit wird ihr Set-Point neu eingestellt und gefestigt. Bei mir war es zum Beispiel so, dass ich einen extrem hohen Set-Point hatte. Wenn der einmal erreicht war, dann konnte ich essen, was ich wollte oder auch gar nichts mehr essen. Es hat sich einfach gar nichts bewegt. Ich habe nicht zugenommen und nicht abgenommen.

Wohl gemerkt, **auch wenn ich nichts gegessen habe**. Das war wohl eine Hinterlassenschaft meiner extremen Fastenphasen. Ich dachte, ich habe mir den Stoffwechsel völlig zerstört, aber das ist wahrscheinlich nur die halbe Wahrheit. In Wirklichkeit hat der Hypothalamus einfach den hohen Set-Point eingebrannt und nicht verrücken lassen. Gott sei Dank gibt es hHCG und Gott sei Dank bin ich dann nach langer Suche auch darauf gestoßen. (Es nützt ja nichts, wenn es die Möglichkeiten der Heilung gibt, und man sie nicht kennt). Das war mein Hauptbeweggrund, dieses Buch zu schreiben, und im deutschsprachigen Raum bekannt zu machen.

Nachdem Sie 30 Tage inklusive der ersten beiden Ladetage das hHCG eingenommen haben, beenden Sie die Einnahme mit der dritten täglichen Dosis und fahren in den nächsten beiden Tagen mit der 700-Kaloriendiät fort. Das hHCG braucht nämlich 48 Stunden, um aus dem Körper zu entweichen. Würden Sie in diesen beiden Tagen gleich vermehrt Kalorien aufnehmen, würden Sie schnell zunehmen, denn das hHCG ist noch wirksam.

Die effektive Diätphase beträgt somit 30 Tage, wenn man von den 32 Tagen gesamt die ersten beiden Schlemmertage abzieht. Wiegen Sie sich am Tag der letzten Einnahme des hHCG und vermerken Sie dieses Gewicht im Kalender. Am besten rot. Dieses Gewicht soll für die nächsten drei Wochen in einem Bereich von plus und minus zwei Pfund gehalten werden. Das heißt, Sie sollen **jetzt nicht weiter abnehmen** aber auch nicht mehr als 1 kg von diesem rot markierten Gewicht zunehmen.

Und das heißt auch nicht, dass Sie einfach so weitermachen wie bisher und die Diät fortführen, weil Sie damit gut gefahren sind. Ihr Körper braucht jetzt wieder Energie durch zugeführte Nahrungsmittel, da er diese nicht mehr aus den krankhaften Fettpolstern bezieht. hHCG off. Und Sie dürfen auch nicht mehr kalorien- oder fettreduziert essen. Ab jetzt ist wieder Vollverpflegung angesagt. Das kann nicht genug betont werden, denn der Fehler, zu reduziert zu essen, wird häufig begangen.

In der Stabilisierungsphase können Sie wieder alles essen, außer Produkte, die Stärke und Zucker enthalten. Da Stärke in verschiedenen Gemüsesorten vermehrt und Zucker in vielen Früchten enthalten ist, habe ich versucht, diese aus der Ernährung für drei Wochen zu streichen.

Ich habe mich auf eiweissreiche, fett-haltige Kost 'spezialisiert' und nur einen kleinen Teil Gemüse und kein Obst gegessen. Auch die Grissini waren nicht mehr erlaubt. Ein Glas Rotwein oder ein kohlenhydratarmes Bier sind zum Essen gestattet.

Was strikt verboten ist, ist alles aus Mehl: Brot, Brötchen, Kuchen, Torten, Kekse. Ebenso Schokolade, Pralinen, alle Fertigprodukte. Generell dürfen keine Kartoffeln, kein Reis, keine Nudeln gegessen werden.

Wenn Sie Gemüse und Obst moderat in die Stabilisierungsphase aufnehmen wollen, dann halten Sie sich bitte an diese Vorschläge:

Nicht stärkehaltige Gemüse (Lebensmittel mit hohem Wassergehalt)

Auberginen, Avocados, Blattsalate, Broccoli, Chicorée, Endivien, Fenchel, Gemüsekürbis, grüne Bohnen, Kohl (alle Sorten), Kohlrabi, Kresse, Löwenzahn, Okra, Paprika, Pastinaken, Petersilie, Rüben, Salatgurken, Spargel, Spinat, Tomaten, Zucchini.

Die Top 9 der am wenigsten Zucker enthaltenden Obstsorten für die Stabilisierunsphase

Erdbeeren, Honigmelone, Sanddornbeeren, Himbeeren, Acerolakirschen, Brombeeren, Papaya, Limetten, Rhabarber.

Aber wie gesagt, ich verzichtete ganz auf Früchte und nahm Gemüse nur noch in kleinen Mengen zu mir. Der Hauptbestandteil der Nahrung bestand aus Eiweiß und Fett. Damit stabilisiert man am sichersten.

Nahrungsmittel für die Stabilisierungsphase

Hier nun eine Liste, was Sie alles wieder essen dürfen:

Alle Sorten Fisch einschliesslich:

Flunder, Hering, Lachs, Sardinen, Seezunge, Thunfisch, Forelle usw.

Alle Sorten Geflügel einschliesslich:

Huhn, Ente, Gans, Fasan, Wachtel, Pute usw.

Alle Sorten Schalentiere einschliesslich:

Muscheln, Krabben, Austern, Miesmuscheln, Garnelen, Tintenfisch usw.

Alle Sorten Fleisch einschliesslich:

Schinken, Rind, Speck, Lamm, Schwein, Kalb, Wild usw.

Vorsicht! Verarbeitetes Fleisch, Speck und Schinken können mit Zucker behandelt sein. Aufschnitt kann Nitrate enthalten.

Alle Zubereitungsformen von Eiern:

Gefüllte Eier, Spiegeleier, hart oder weich gekochte Eier, Omelette, verlorenes Ei, Eierstich, Rührei usw. Kombinieren Sie Eierspeisen ruhig mit Pilzen oder Zwiebeln oder Paprika und würzen Sie mit Basilikum, Oregano. Fügen Sie Schafskäse hinzu.

Bei Käsesorten sollten Sie ein bisschen vorsichtiger sein, da diese Kohlenhydrate enthalten. Also nicht zu viel davon essen.

Alle Käsesorten einschliesslich:

Blaukäse, Cheddarkäse, Kuh-, Schaf- und Ziegenkäse, Schnittkäse, Frischkäse, Feta, Gouda, Mozzarella, Parmesan, Schweizer Käse usw.

Alle Sorten Gemüse einschliesslich:

Luzerne, Sellerie, Schnittlauch, Gurken, Salate, Pilze (eigentlich keine Pflanzen oder Tiere, sondern eine Sonderform, hier aber mal als Gemüse betrachtet), Petersilie, Radieschen, Artischocken, Spargel, Brokkoli,

Rosenkohl, Blumenkohl, Kohl, Grünkohl, Kohlrabi, Lauch, Oliven, Zwiebeln, Kürbis, Erbsen, Sauerkraut, Tomaten, Rüben, Zucchini usw.

An Gewürzen dürfen Sie alles verwenden. Nur nichts, was Zucker oder Stärke enthält.

Erlaubte Öle und Fette:

Butter, Mayonnaise (kein Zucker!), Pflanzenöl (am besten Olivenöl), Kokosnussöl (sehr zu empfehlen in Kaffee und Tee oder braten Sie Ihr Fleisch darin an). Vorsicht mit Margarine!

Künstliche Süßstoffe:

Keine! Hier ist alternativ nur Stevia (natürlich) zu empfehlen. Ab dem 1. Dezember 2011 ist Stevia in der EU als Lebensmittel zugelassen. Achten Sie darauf, das Sie ein hochwertiges Stevia-Produkt kaufen, denn hier gibt es sehr große qualitative und geschmackliche Unterschiede. Ich habe meins kürzlich bei dieser Internetadresse bestellt:

http://7.ly/m8Y

Alkohol ist gelegentlich zu Mahlzeiten erlaubt. Das heißt ein Glas Rotwein oder Bier. Bier und Wein enthalten Zucker und Stärke. Also nur wenig davon trinken - jedenfalls in der Stabilisierungsphase.

Nichtalkoholische Getränke:

Wasser, Kaffee, Tee. Lightgetränke sollten **nicht** getrunken werden, da diese Aspartam enthalten, welches eine giftige Substanz ist, die langfristig Ihre Gesundheit ruiniert. Ich hatte zum Beispiel immer starke Rückenschmerzen, da ich früher viel „Cola light" getrunken hatte. Aber da muss man natürlich erst mal drauf kommen. Googlen Sie mal nach Aspartam. Sie werden staunen.

Häufig bekomme ich die Frage gestellt, wie viel man denn in der Stabilisierungsphase essen darf. Das lässt sich recht einfach sagen: Essen Sie ungefähr so viel, wie ihr Gesamtumsatz beträgt, damit Sie Ihr Gewicht halten, was jetzt unbedingt notwendig ist. Nur so können Sie Ihren Hypothalamus auf diesen Gewichtslevel eichen.

Sicher kennen Sie den Grundumsatz, der Ihnen sagt, wie viel Ihr Körper im vollkommenen Ruhezustand benötigt, um überleben zu können. Da wir aber aktive Menschen sind, nützt uns der Grundumsatz nichts. Hier kommt der Gesamtumsatz ins Spiel. Dieser errechnet sich aus der Körpergröße, dem aktuellen Gewicht, Ihrem Alter und Geschlecht, sowie dem Grad der täglichen Aktivität. Sind Sie eher inaktiv, haben Sie einen geringeren Gesamtumsatz als wenn Sie eher aktiv sind. Sie können den Gesamtumsatz sehr leicht z.B. auf der folgenden Webseite berechnen lassen:

http://trimr.de/15RD

In der Diätphase hat der Körper durch das hHCG teilweise die benötigte Energie aus den Fettreserven gezogen, was ihn veranlasst hat, diese zu reduzieren. In der Stabilisierungsphase ist kein hHCG mehr im Körper vorhanden. Jetzt müssen Sie die Energie wieder von aussen vollständig zuführen. Essen Sie jetzt weniger als Ihr Gesamtumsatz beträgt, holt der Körper sich die fehlende Energie irgendwo anders her.

Das heißt, er könnte an die Eiweissreserven und die Muskulatur gehen. Das wollen wir aber verhindern. Die krankhaften Fettreserven werden jetzt nicht mehr angegriffen. Daher sollten Sie, wenn das HHCG den Körper verlassen hat, soviel essen, wie Ihr individueller Gesamtumsatz hergibt. Essen Sie (viel) mehr, werden Sie wahrscheinlich zunehmen, was wir aber jetzt nicht wollen.

Der Korrekturtag

Sollten Sie während der Stabilisierungsphase einmal ca. 1 kg über dem letzten gemessenen Gewicht des letzten hHCG -Einnahmetages liegen, dann müssen Sie an diesem Tag unbedingt einen sogenannten **Steaktag** einlegen.

Anders als bei Dr. Simeons, können Sie das Essen der Steaks über den Tag verteilen. Dr. Simeons empfiehlt, über den Tag gar nichts, und am Abend dann ein sehr großes Steak zu essen. Allerdings erschließt sich mir nicht der Sinn, erst abends das Steak zu essen. Es sollte auch so gehen, das Sie über den Tag verteilt die Steaks essen.

Nur mit Pfeffer und Salz gewürzt. Das wird Sie am nächsten Tag wieder unter die magische Grenze bringen. Es ist sehr wichtig, dass Sie das genau an dem gleichen Tag machen, denn Sie gefährden sonst die Stabilisierung Ihres Gewichts in dieser Phase. Also nicht verschieben!

Haben Sie mehr als 1 kg abgenommen, dann essen Sie mehr. Und denken Sie daran, dass Sie ruhig fetthaltige Nahrung essen können. Sie sollten in den drei Wochen innerhalb der Schwankungsbreite von 1 kg nach oben oder unten liegen. Sonst verbauen Sie sich die Chance auf ein stabiles Gewicht und torpedieren die Anstrengungen sowohl der Diät- als auch der Stabilisierungs-Phase.

Die Austestungs-Phase

Die Austestungsphase und was jetzt zu beachten ist

Sie haben die Diätphase erfolgreich hinter sich gebracht und konnten in der Stabilisierungsphase 21 Tage Ihr Gewicht in einem Rahmen von einem Kilogramm nach unten und einem Kilogramm nach oben vom Gewicht, welches Sie am Tag Ihrer letzten hHCG-Einnahme gewogen haben, halten. Prima!

Jetzt beginnt die Phase, die darüber entscheidet, ob Sie langfristig mit Erfolg Ihr Gewicht halten, oder ob sich wieder Fehler einschleichen, die den Hypothalamus veranlassen, erneut krankhaftes Fett anzulagern.

Hierzu sind ein paar einfache Regeln zu befolgen:

Essen Sie so wenig industriell produzierte Nahrungsmittel wie möglich. Warum? Weil hier Zutaten enthalten sein können, die sich negativ auf die Funktionsweise des Hypothalamus auswirken können.

In Fertigsuppen, wie auch in Maggi-Würzsauce ist meist der Geschmacksverstärker Monosodium-Glutamat (Natriumglutamat), welcher heute gerne unter dem Pseudonym „Hefeextrakt" firmiert, enthalten. Dieser hat zwar keinen eigenen Geschmack, verstärkt aber den Geschmack der anderen meist künstlichen Komponenten. MSG hat nachweislich einen schädigenden Effekt auf den Hypothalamus.

In Laborversuchen wurden Ratten mit MSG geimpft, die daraufhin extrem fett geworden sind. Die Ratten wurden hungriger, fraßen mehr und wurden so fett. Normalerweise würde Leptin fette Ratten wieder auf Normalgewicht bringen, aber das funktionierte hier nicht. Also achten Sie auf Glutamat oder Hefeextrakt!

Wenn Sie Maggi ersetzen wollen, probieren Sie doch mal Liebstöckl, welches auch Maggikraut genannt wird, oder bestellen Sie sich eine biologisch hergestellte Würzmischung, die kein Glutamat enthält. Ich habe mir diese hier gekauft und bin begeistert:

http://trimr.de/15RE

Jetzt gibt es dort auch noch eine flüssige Würzsoße (wie Maggi) nur ohne alle schädlichen Bestandteile:

http://trimr.de/15RF

Als nächstes wäre das Aspartam zu nennen. Es ist nicht das harmlose Süßungsmittel, wie es sein Hersteller Monsanto deklariert. Mittlerweile werden unzählige Krankheiten und Symptome - selbst von der US-Zulassungsbehörde für Nahrungsmittel und Medikamente (FDA) – im Zusammenhang mit diesem Nervengift gebracht. Harmlosere Symptome sind unter anderem vermehrter Durst, größerer Hunger und Gewichtszunahme. Verboten wurde dieses Gift bisher nicht. Und das ist meiner Meinung nach kriminell. Recherchieren Sie selber einmal. Es hätte niemals zugelassen werden dürfen. Hier spielen wirtschaftliche Interessen eine Rolle.

Verzichten Sie auf alle Lightprodukte. Nehmen Sie lieber die vollfetten Produkte. Die schädigen Sie weniger. Zum Süßen nehmen Sie entweder unraffinierten Vollrohrzucker oder Stevia.

Leider Gottes ist es so, dass in vielen unser Nahrungsmittel, auch in den grundlegendsten, wie Brot und Brötchen oder auch Wurst und Käse immer Kochsalz enthalten ist. Da dieses ein Industrieprodukt ist, bei dem aus dem ursprünglichen Stein – oder Meersalz durch Raffinierung ein zweikomponentiges Gift mit den Bestandteilen Natrium und Chlorid (NaCl) geworden ist, welches heutzutage wie selbstverständlich in vielen Produkten enthalten ist.

Leider wird meist gar nicht zwischen natürlich belassenen Salzen und Kochsalz unterschieden. Viele wissen auch gar nicht, dass es da Unterschiede gibt. Fakt ist, das NaCl ein hervorragendes Trennmittel für die Industrie ist. Nur ein sehr kleiner Teil der Produktion geht dann auch noch in die Speisesalz-Herstellung ein.

Salz an sich ist nichts Schlechtes und wurde in früheren Zeiten mit Gold aufgewogen. Aber glauben Sie nicht, dass das Tafelsalz, das Sie für 19 Cent bei einem Discounter bekommen, mit Edelmetallwerten zu vergleichen ist. Es ist ein Abfallprodukt. Als wertvoll gemeint war immer das ursprüngliche Salz mit allen weiteren Spurenelementen, die dazugehören, um es überhaupt für den menschlichen Körper bekömmlich zu haben.

Ich könnte noch viel über Salz schreiben, aber dazu verweise ich auf folgende Seite für einen schnellen Überblick:

http://trimr.de/15RG

Hier an dieser Stelle möchte ich mich weiter damit beschäftigen, wie wir jetzt in der Austestungsphase und auch zukünftig nicht mehr zunehmen werden.

Da dieses ungesunde Salz in vielen Fertigprodukten enthalten ist, ist es ein weiterer Grund (neben Glutamat und Aspartam), diese nicht mehr zu konsumieren. Schwieriger ist es bei Brot, Brötchen, Wurst und Käse. Entweder Sie sind so geschickt, dass Sie sich diese Sachen selber herstellen können (und dann natürlich das gute Steinsalz verwenden) oder Sie suchen sich einen Handelspartner, der Ihnen diese Produkte besorgt.

Für Brot und Brötchen habe ich eine Quelle gefunden, die mir sehr sympathisch ist.

http://trimr.de/15RH

In diese Brote kommt nur Steinsalz. Es werden die Prinzipien des friedfertigen Landbaus genutzt. Viele allergieauslösende oder dick machende (den Hypothalamus störende) Stoffe werden erst gar nicht zugesetzt. Und der Geschmack ist einfach großartig. Außerdem wird der Blutzucker- und somit der Insulinspiegel beim Genuss nicht in die Höhe geschraubt.

Es gibt eine Hierarchie dessen, was Sie in dieser Reihenfolge langsam wieder zu Ihrer Nahrung hinzufügen sollten:

1. Fangen Sie erst einmal mit verschiedenen **Gemüsesorten** an, die auch ein bisschen mehr Kohlehydrate besitzen. Ebenso Hülsenfrüchte.
2. Dann machen Sie mit **Früchten** weiter.
3. Nehmen Sie dann **Nudeln, Kartoffeln, Reis** hinzu.
4. Probieren Sie verschiedene **Brotsorten**.
5. Versuchen Sie **Kuchen, Gebäck, Schokolade, Süßigkeiten.**

Notieren Sie die Zunahme oder das Gleichbleiben des Gewichts. Wiegen Sie sich täglich. Vermeiden Sie Sachen, die Ihren Körper zunehmen lassen. Nehmen Sie von einem Nahrungsmittel zu, dann setzen Sie es auf eine rote Liste und beobachten in Zukunft, wie Sie darauf reagieren.

Weiten Sie die Phase so lange aus, wie Sie es für notwendig empfinden.

Was ich noch sagen wollte

Wichtig! Wenn Sie regelmäßig Medikamente nehmen müssen, sprechen Sie vor der Kur mit Ihrem Arzt. Es kann nämlich sein, das z.B. weniger Medikamente gegen Diabetes oder Bluthochdruck benötigt werden oder vielleicht sogar gar nicht mehr genommen werden müssen. Lassen Sie regelmäßig checken, was noch benötigt wird. Das ansonsten einzige Medikament, was noch genommen werden darf, ist Aspirin, in dem Fall, dass Sie zu Beginn der Kur Kopfschmerzen haben sollten.

Sport

Ich weiß, dass dies für viele übergewichtige Menschen ein Unwort ist. Wer viel wiegt und sich so schon im Alltag rumquält, der will sich nicht auch noch mit mehr Bewegung belasten. Die gute Nachricht ist: Das müssen Sie auch nicht. Und die noch bessere Nachricht ist: Sie werden im Laufe der Kur an einen Punkt kommen, dass Sie von sich aus ihren Körper mehr fordern wollen. Das kommt ganz automatisch. Sie sollten sich nur nicht zu irgendetwas zwingen. Ihre Intuition wird Ihnen sagen, wann der richtige Zeitpunkt für eine Aktivität gekommen ist.

Bei mir war es so, dass ich mit Spaziergängen angefangen habe. Diese wurden immer länger, und als das Wetter besser wurde, bin ich dann auf's Fahrrad umgestiegen. Die Touren wurden auch immer mehr ausgeweitet und häufiger. Irgendwann war ich täglich ein bis zwei Stunden unterwegs. Ich merkte, dass ich immer fitter und fitter wurde und die Strecken in immer kürzerer Zeit bewältigte. Obwohl auf „Diät“ erlebte ich keinerlei Leistungseinschränkungen. Noch besser: Ich wurde kaum mehr müde und mein Körper fühlte sich nicht mehr so abgeschlafft an, da ich ja auch immer leichter wurde.

Dann kam ein Zeitpunkt, an dem ich mich entschied, Mitglied in einem Fitness-Studio zu werden. Und diesen Schritt habe ich auch nicht bereut. Durch das Gewichtstraining, auf das ich mich richtiggehend freue, habe ich mein Bindegewebe gestrafft, baue neue Muskeln auf, verbessere meine

Haltung und werde insgesamt fitter. Allerdings habe ich dann langsamer abgenommen, da sich durch den Aufbau von Muskulatur (Muskelmasse wiegt mehr als Fett) das Verhältnis von Muskel-Aufbau zu Fett-Abbau in einer Art Pattsituation befand. Da so allerdings letztendlich das Fett trotzdem schwindet, und ich athletischer wirke, sind ein paar Kilo mehr auf der Waage überhaupt nicht schlimm für mich.

Übrigens: Nach den Maßgaben des BMI sind sogar die Klitschko-Brüder übergewichtig. Aber darüber lachen die sicherlich.

Seit Juni 2012 spiele ich wieder aktiv Badminton in Nürnberg. Die ersten Wochen waren hart, da man an die Bewegungsabläufe und das schnelle Reagieren nicht mehr gewöhnt war. Aber ich habe mich relativ zügig wieder in das Spiel reingefunden und gottseidank nicht allzuviel in den letzten 14 Jahren der erzwungenen Untätigkeit verlernt. Denn mit knapp 190 Kilo war daran im Traum nicht (mehr) zu denken. Ich dachte, das würde ich nie wieder können.

Ich möchte Sie ermutigen:

Hören Sie auf Ihre Intuition und zwingen Sie sich zu gar nichts! Wenn Ihre innere Stimme Ihnen sagt, dass heute noch kein Sport oder diese oder jene körperliche Betätigung noch nicht dran sei, dann hören Sie auf sie! Der Bewegungsdrang kommt ganz von alleine, und das ist dann der einzig passende Zeitpunkt für eine Umsetzung. Alles andere führt dazu, dass Sie sich frustriert fühlen.

Lesen Sie auch ein paar Seiten weiter, wie Sport mich durch meine verlängerte Stabilisierungsphase begleitet.

Krankheitsgewinn

Dies ist ein sehr wichtiger Punkt, der den Unterschied ausmacht, zwischen: „Ich mach die Kur und will gesund werden.“ und „Nee, das ist nichts für mich. Ich suche weiter oder will so bleiben, wie ich bin.“

Krankheitsgewinn bedeutet, dass ich irgendwelche Vorteile habe, die mein Leiden und meinen Frust über die Situation noch übersteigen. Ich bekomme zum Beispiel mehr Aufmerksamkeit und bin von anstrengenden Aufgaben befreit, zu denen ich, wenn ich schlank wäre, hinzugezogen werden würde.

Mir hat z.B. der Psychocoach Andreas Winter gesagt, dass ich mich gerne vor sinnlosen Aufgaben drücke, die mir keinen Vorteil bringen, zum Beispiel der (kostenlosen) Hilfe bei einem Umzug von Bekannten, und dass ich deshalb fettleibig geworden sei. Von anderen werde ich in diesem Zustand nicht mehr als leistungsfähig angesehen und brauche deswegen nicht zu helfen. Ich hatte Herrn Winter vorher gesagt, dass ich nichts mehr hasse, als sinnlose Aufgaben zu verrichten. Und er sagte, dass dies eine clevere Strategie von mir sei, deshalb dick geworden zu sein. Ich fand, dass das irgendwie eine dumme Strategie sei, denn wenn ich in Kauf nehmen sollte, so auszusehen und zu leiden, nur um anderen nicht (umsonst) helfen zu müssen, dann ist das einfach nur 'strunzdumm'. Und so ist es auch nicht. Ich wollte nichts mehr, als endlich schlank zu sein, und dafür habe ich große Mühen und vor allem Kosten auf mich genommen.

Vielleicht geht es Ihnen aber so oder ähnlich. Möglicherweise ziehen Sie irgendeinen körperlichen, psychischen oder seelischen Vorteil aus Ihrer Situation, der Sie dazu bewegen könnte, nichts zu verändern.

Mir ist folgender Fall in Erinnerung: Da saß ein Mensch im Rollstuhl, obwohl er diesen eigentlich nicht mehr gebraucht hätte. Daraufhin angesprochen, sagte die Person, dass es sie mehr Aufmerksamkeit und Rücksichtnahme von ihrer direkten Umgebung erfahren lassen würde. Und auf diese besondere Zuwendung wollte die Person nicht mehr verzichten.

Was könnte nun dicke Menschen dazu bringen, ihr Gewicht behalten zu wollen?

a) Man wird von schweren Tätigkeiten ausgenommen, kann vielleicht nicht mehr arbeiten und müsste dies wieder, wenn man schlank wird. Gut, das ist ein Argument, aber irgendjemand hat das Wörtchen „Nein“ erfunden.

b) Man verliert vermeintlich seine Gemütlichkeit und wird vermehrt zu körperlichen Aktivitäten hinzugezogen. Das ist aber eine Fehleinschätzung. Ich kann auch als Schlanker gemütlich bleiben, und: Körperliche Aktivitäten machen auch wieder Spaß und sind nicht mehr anstrengend, sondern fallen leicht.

c) Veränderungen beängstigen, und eventuell besteht auch die Angst, sein Ziel erneut nicht zu erreichen. Das heißt, man will lieber in seiner Komfortzone bleiben. Bei extrem dicken Menschen gibt es allerdings so gut wie keine Komfortzone mehr. Da gibt es oft nur noch Leid.

d) Aufgrund einer negativen traumatischen Erfahrung in der

Vergangenheit hat sich eine Person entschlossen, nicht mehr attraktiv für das andere Geschlecht sein zu wollen, und zieht es vor, dick zu bleiben.

e) Ist ein Mensch schwerst adipös und kann sich nicht mehr aus dem Bett bewegen, bekommt er (notgedrungen) intensivere Pflege und Zuwendung als wenn er keine Gebrechen hätte.

f) ...und vieles mehr

Was auch immer Sie für Vorteile davon haben, dick zu sein: Überlegen Sie sich, ob es wert ist, diese Vorteile für ein selbstbestimmtes, glückliches und schlankes Leben einzutauschen.

Häufig gestellte Fragen

Ist es nicht ungesund, nur 500 oder 700 Kalorien pro Tag zu sich zu nehmen?

Ja, das ist absolut korrekt. Machen Sie niemals eine 500- oder 700-Kaloriendiät, wenn Sie nicht hHCG oder HCG gleichzeitig einnehmen. Dies könnte zu schwerwiegenden Erkrankungen und Mangelerscheinungen führen. Nicht davon zu sprechen, dass Sie einen unsäglichen Hunger haben und diese Ernährungsform nicht sehr lange durchhalten werden. Außerdem werden Sie das Gewicht sehr schnell wieder zunehmen. hHCG oder HCG bewirkt, dass in Ihrem Körper täglich 2500 bis 3500 Kalorien durch das abgebaute krankhafte Fett zur Verfügung steht. Sie werden dadurch keinen Hunger haben und sich topfit und wohl fühlen. Sehen Sie es einfach als die Leerung des Vorratsspeichers bei Hungerepidemien. Sie ernähren sich dann von Ihren zurückgelegten Reserven.

Hier kommt jetzt einer adäquaten Nährstoffversorgung eine ganz besondere Rolle zu. Durch Gemüse, Eiweiß und Obst haben Sie schon mal eine prima Grundlage. Wie Sie aber vielleicht wissen, verlieren die Bestandteile der Nahrung durch die Zubereitung (Kochen) Vitamine und Mineralstoffe. Auch sind die Äcker heutzutage nicht mehr so mineralstoffreich, um nicht zu sagen ausgelaugt, was sich ebenso auf die Qualität der Produkte auswirkt. Deshalb sollten Sie Ihren Zellen und dem gesamten Organismus hochwertig hergestellte Vitamine zur Verfügung stellen. Siehe auch das Kapitel **Vitamine und Mineralstoffe für die Zellernährung – Seite 159.**

Muss ich Sport treiben, um Erfolg zu haben?

Absolut Nein. Es wird bei Dr. Simeons ausdrücklich gesagt, dass Sport nicht notwendig ist. Das heißt aber nicht, das es verboten wäre, Sport zu treiben. Nur sollten Sie es nicht übertreiben, da an Tagen mit starker körperlicher Belastung eine Wasseranlagerung auftreten kann und diese dann eine Abnahme verhindert. Wenn Sie bisher Sport getrieben haben, dann können Sie dies auch weiterhin tun. Nur nicht mehr exzessiv. Lassen Sie es langsam angehen. Spaziergänge sind prima, aber keine Gewaltmärsche. Mit fallendem Gewicht werden Sie immer mehr Lust auf Bewegung bekommen. Nur langsam eben.

Werde ich Hunger haben?

Ja und Nein. In den ersten Tagen bis zu zwei Wochen kann es sein, dass Sie ein verstärktes Hungergefühl haben. Besonders wenn Sie nicht die ersten beiden Ladetage eingehalten haben und mit der Diätphase zu früh angefangen haben. Aber das legt sich dann auch mit der Zeit. Wahrscheinlich ist es die Entgiftung und die Entwöhnung von der bisherigen Essensroutine, die einen ein bisschen mürrisch machen kann.

Diese Phase kann von ein bisschen Kopfschmerzen und Unwohlsein begleitet sein. Hier dürfen Sie dann auch eine Aspirin einnehmen. Aber höchstwahrscheinlich werden Sie das nicht müssen. Es kann zwischenzeitlich auch mal vorkommen, dass Sie denken, ein Hungergefühl zu haben. Hier hilft L-Glutamin sehr gut. Trinken Sie viel und lenken Sie sich ab, wenn es dazu kommt. Sie werden sich in den allermeisten Fällen sehr gut fühlen.

Es ist auch wichtig, noch einmal zu erwähnen, dass Sie drei bis vier mal am Tag nicht mehr als 2 Sprühstöße hHCG (bezogen auf HCG Komplex der Salvator Apotheke) einnehmen sollten. Nehmen Sie mehr, kann das unter Umständen ein Hungerauslöser sein. Also bei der nächsten Einnahme einfach mit den 2 Sprühstößen weitermachen.

Außerdem können Sie so viel essen wie auch sonst. Die zugeführte Nahrung ist dann nur nicht mehr so gehaltvoll wie früher. Aber Mund, Magen und Darm werden genug zu tun haben. Es braucht nur ein bisschen Gewöhnung an die ganze Geschichte.

Wie lange kann ich die Adipositas-Kur durchführen? Mehrere Runden oder in einem Rutsch?

Sie können sich an die Anweisungen von Dr. Simeons halten und nach maximal 40 Diät-Tagen in die Stabilisierungsphase wechseln und anschließend die Kohlenhydrat-/Zucker-Testphase machen, in der Sie langsam wieder Stärke und Zucker zu Ihrer Nahrung hinzufügen und schauen, was genau Ihr Gewicht wieder ansteigen lässt.

Müssen Sie aber nicht unbedingt. Haben Sie so enorm viel abzunehmen wie ich, dann können Sie die Diätphase auch verlängern. Hören Sie einfach auf Ihren Körper. Der wird Ihnen sagen, wann Sie aufhören sollen. Es gibt Fälle, wo die Diätphase 100 Tage oder länger durchgeführt wurde. Aber denken Sie nicht, dass es dafür einen Orden gibt. Die Diätphase ist sehr einfach und komfortabel zu bewältigen. Sie quälen sich nicht und sind immer ohne Hunger prima drauf.

Wenn Sie sich entschließen, mehrere Runden durchlaufen zu wollen, habe ich jetzt eine gute Nachricht für Sie. Da Sie, im Gegensatz zu der Spritzenkur keine Immunität auf homöopathisches HCG entwickeln können, können Sie jederzeit wieder frisch in eine neue Runde einsteigen. Als Beispiel: Sie machen eine 30tägige Diätphase und stabilisieren 30 Tage, wollen aber noch mehr abnehmen, können Sie zu jeder Zeit, auch innerhalb der Stabilisierungsphase oder gleich danach wieder mit der Diätphase beginnen. Auch wenn Sie die Austestungsphase noch nicht begonnen haben oder diese gar nicht machen wollen (vorerst). Sie sind also frei, zu entscheiden, wie schnell oder langsam Sie voran kommen wollen und müssen sich nicht an die Restriktionen von Dr. Simeons halten. So ist es auch möglich, die Diätphase mal für ein paar Tage zu unterbrechen und dann wieder mit der Diätkost und den Tropfen / Globuli weiter zu machen.

Ist die Adipositas-Kur nur bei Fettsucht gut oder kann ich damit auch abnehmen, wenn ich als nur übergewichtig gelte?

Selbstverständlich können Sie die Kur auch durchführen, wenn Sie „nur" als übergewichtig gelten. Der Leidensdruck ist bei übergewichtigen Menschen ebenso vorhanden wie bei morbid Adipösen. Dieser ist immer subjektiv. Wenn Sie allerdings wie einer der Klitschkos aussehen, könnten Sie auch als übergewichtig gelten, haben allerdings kein abnormales Fett am Körper. Schauen Sie sich einfach Ihren Körper an und wenn Sie ringsum Fett mit den Händen fassen können, dann sind Sie ein Kandidat für diese Kur. Lesen Sie bei Dr. Simeons über die grazile Dame. Sie werden staunen.

Bildet sich die Haut zurück?

Ja, die Haut bildet sich besser zurück als mit herkömmlichen Diätmaßnahmen, da verstärkt und ausschließlich die krankhaften Fettanhäufungen abgebaut werden, die direkt unter der Haut lagern. Aber geben Sie Ihrer Haut ein wenig Zeit, besonders wenn Sie viel abzunehmen haben.

Sie können die Rückbildung der Haut aktiv unterstützen, indem Sie Ihr Bindegewebe (Elastin und Kollagen) mithilfe von OPC stärken und so die Haut glatt und elastisch halten. Was OPC ist und warum es gerade jetzt wichtig ist, erfahren Sie im Kapitel **OPC als Antioxidans (Zellschutz)** ab Seite 160.

Wie wichtig ist die Flüssigkeitsaufnahme?

Viel zu trinken ist sehr wichtig, da Ihr Körper das Wasser dringend braucht, um seine Aufgaben erfüllen zu können. Er hat ein paar wichtige zusätzliche Aufgaben jetzt in der Diätphase. Dazu zählen unter anderem der Abtransport der aufgelösten Fettzellen und die Reinigung des Verdauungstraktes von uralten Ablagerungen. Außerdem werden über den Urin Giftstoffe ausgeschieden. Viel Trinken ist auch gut gegen aufkommende Hunger- und Leeregefühle. Trinken Sie am besten reines Wasser und Kaffee und Tee in jeder beliebigen Menge. Je höher Ihr Ausgangsgewicht ist, desto mehr sollten Sie trinken. Ich trinke täglich 5 Liter Osmosewasser und einen Liter koffeinfreien Kaffee über den Tag verteilt. Zu jedem Liter Wasser trinke ich zwei Teelöffel Salzsole in einem Glas Wasser verdünnt. Siehe Peter Ferreira.

Ist Alkohol während der Diätphase erlaubt?

Ein ganz klares Nein. Sie dürfen gelegentlich Alkohol zu den Mahlzeiten in der Stabilisierungsphase trinken. Aber in Maßen. Ein Glas Wein ist erlaubt.

Ist HCG ein Hormon?

Humanes Choriongonadotropin oder kurz HCG ist im weiteren Sinne ein Hormon und im engeren Sinne ein Glykoprotein. Man kann nicht ganz von der Hand weisen, dass es sich um ein Hormon der Hormonklasse Proteine und Polypeptide handelt. Hierbei handelt es sich um komplizierte Eiweisse (Protein) und teilweise Zuckerverbindungen (Glyko). In dieser Klasse befinden sich wenig fettliebende und große Moleküle, die meist gespritzt werden müssen. Andere Vertreter sind Insulin, Oxytocin oder Glukagon.

HCG wird nur während der Schwangerschaft und nur bei Frauen gebildet. Dieser Fakt ist schon mal eine Unterscheidung zu „normalen" Hormonen. Die anderen beiden Hormonklassen sind Steroidhormone (Testosteron, Kortisol) sowie Amine und Abkömmlinge von Aminosäuren (Adrenalin, Thyroxin).

Wenn Sie verständlicherweise Respekt vor Hormonen haben und deshalb die Adipositas-Kur aus diesem Grund ablehnen, dann habe ich eine gute Nachricht. Es ist kein HCG mehr in den homöopathischen Tropfen und Globuli enthalten. Durch die homöopathischen Potenzierungen (Verdünnungen) ist nur noch die Information auf einer Trägersubstanz enthalten, aber kein körperliches HCG. Die Trägersubstanz kann Alkohol oder kolloidales Wasser sein.

Die Wirkung ist aber genau die gleiche, wie bei echtem HCG. Schwangerschaftstests prüfen normalerweise auf HCG, das kurz nach der Empfängnis vom weiblichen Körper gebildet wird. Nehmen Sie das homöopathische HCG, schlägt ein Schwangerschaftstest nicht an. Im Gegensatz zu Tests unter Gabe echten HCGs. Übrigens auch bei Männern.

Es gibt auch keine negativen Begleiterscheinungen, mit ansonsten bei homöopathischen Mitteln üblichen 'Störfaktoren' (Antidote), wie Menthol, Kaffee oder Kampfer, die die Wirkung homöopathischer Mittel normalerweise aufheben können. Nur falls mal ein Homöopath nachfragt ;-)

HCG hat die überlebenswichtige Aufgabe, während der Schwangerschaft das Ungeborene zu versorgen. Als nette Zugabe ist es die einzige Substanz, die dem Hypothalamus auch bei nicht schwangeren Frauen und Gott sei Dank auch bei Männern signalisiert, das abnormale Fett zu verbrennen und dann auch noch das neu erreichte Gewicht zu stabilisieren.

Gibt es Anzeichen einer Verweiblichung bei Männern oder einer Vermännlichung bei Frauen durch die Einnahme von hHCG?

Nein, das ist nicht der Fall! Es wird massiv abnormales Fett für die Nährstoffzufuhr herangezogen. Die einzige Wirkung ist die Neuformung des Körpers und die Heilung der Krankheit Adipositas.

Warum das homöopathische HCG? Was ist der Unterschied?

Homöopathisches HCG ist die Potenzierung und Verstärkung des Informationsgehalts von echtem HCG. In hHCG ist kein HCG mehr enthalten.

Aber die Information für den Hypothalamus ist enthalten. Es wirkt genauso wie echtes HCG, was den Schluss aufkommen lässt, das der Hypothalamus sowieso nur die Information aus dem echten HCG benötigt und dieses nicht unbedingt für den Erfolg „vor Ort“ sein muss.

Der große Vorteil von hHCG ist die unkomplizierte und schmerzfreie orale Einnahme im Gegensatz zur Injektion bei echtem HCG. Außerdem kann keine Immunität gegenüber HCG aufgebaut werden, was wesentlich längere Kuren gestattet. In unserer heutigen Zeit, wo die Adipositas–Epidemie grassiert, und viele Menschen immer schwerer und schwerer werden, ist es ein entscheidender Vorteil, die Kur länger durchführen zu können.

Werde ich mein Haar verlieren, wie bei Dr. Simeons gelesen?

Nein, es ist noch kein Fall vorgekommen, wo unter Verwendung von homöopathischem HCG Haar teilweise oder ganz verloren wurde. Dies ist nur teilweise mit echtem HCG passiert. Das Haar ist dann aber auch wieder nachgewachsen.

Warum habe ich bisher noch nichts über die Adipositas-Kur nach Dr. Simeons erfahren?

Das ist eine gute Frage. Angenommen, Sie würden davon profitieren, dass bestimmte Merkmale wie Fettsucht und Übergewicht bei Menschen auftreten, hätten Sie dann daran Interesse, dass sich diese Dinge ändern oder würde es Ihnen gefallen, wenn Sie diese Merkmale ursächlich produzieren und dann daran verdienen, dass die Menschen alles versuchen, diese schlechten Merkmale wieder loszuwerden? Natürlich dürfen diese nicht verschwinden, sonst würden Sie kein Geld mehr verdienen.

Wären alle Menschen gesund und würden sich gesund ernähren, würden einige Interessengruppen keinen Profit mehr einfahren.

Da wären auf der einen Seite die Nahrungsmittelproduzenten. Damit sind nicht unsere Bauern gemeint, die die Rohstoffe erzeugen, sondern diejenigen Industriezweige, die daraus prozessiertes Essen machen. Mit den ursprünglichen Rohstoffen ist nicht viel zu verdienen und niemand fettleibig zu machen. Schließlich sind Übergewicht und Fettsucht ein relativ neues Problem der letzten ca. 150 Jahre mit epidemieartigen Auswüchsen in den letzten Jahrzehnten des alten und der ersten Dekade des neuen Jahrtausends.

Seit Zucker raffiniert, Mehl verfeinert, Salz seiner Mineralien und Spurenelemente beraubt und als das Gift NaCl (Kochsalz) verbreitet wird, Zucker durch Maissirup ersetzt oder durch das Nervengift Aspartam in Lightprodukten substituiert und unser Essen mit Glutamat versetzt wird, ist „was faul im Staate". Diese Dinge machen uns krank und wirken verstörend auf den Hypothalamus und den gesamten Stoffwechsel. Mancher Mensch stopft immer mehr von diesen Sachen in sich hinein, da diese „Lebens"-Mittel produziert werden, um uns süchtig zu machen.

Hat die Nahrungsmittelindustrie ein Interesse an einer wirksamen Behandlung und Heilung der Fettsucht? Eher nicht.

Als Zweites wären hier die Pharmaindustrie und die Medizinerkaste (inklusive der Kliniken und Ärzte) zu nennen, die an den Folgeerkrankungen der Fettsuchtepidemie wie z. B. Krebs und metabolischem Syndrom Unsummen verdienen. Der Begriff Syndrom wird manchmal für eine Zusammenfassung von verschiedenen Symptomen verwendet, die manchmal ursächlich nicht wirklich einsortierbar sind.

Alles von Appetit- und Fettverdauungshemmern über klinische Diäten, Diabetes- Schilddrüsen- und Blutdruckmedikamenten bis hin zu operativen Verstümmelungen wie Fettabsaugungen, Magenverkleinerungen, Magenbändern und dergleichen ist ein beträchtlicher Profitgenerator. Diese behandeln die Symptome und greifen an den falschen Stellen an. Im Jahre 2006 hat mir ein Professor an der Uni Erlangen, bei dem ich wegen meines Problems vorgesprochen habe, gesagt, dass man noch an der Ursache für Fettsucht forsche und dass dies noch etliche Jahre dauern wird.

Hat diese Gruppe ein Interesse daran, dass die Menschen gesund werden? Nein, denn wenn dem so wäre, dann würde ein beträchtlicher Teil der Gewinne für die Aktionäre entfallen. Und nur diesen sind die Konzerne verpflichtet. Sie müssen, systembedingt, Gewinne erwirtschaften.

Die nächste Gruppe sind die Anbieter von Diätprodukten (auch alternativen) und Fitnessgeräten. Würden wir uns normal bewegen und gesund ernähren und den Hypothalamus korrigiert haben, wären hier keine Gewinne zu erwarten.

Hat diese Gruppe Interesse an einer Zustandsänderung? Gott bewahre!

Sie sehen, niemand - außer uns selbst - hat Interesse daran, dass wir schlank und gesund sind. Daher haben Sie auch noch nichts von der HCG-Kur gegen Adipositas und Übergewicht gehört und gelesen. Wir können uns nur selber helfen, und das können wir jetzt.

Was muss ich beachten, um nach der Kur nicht wieder zuzunehmen?

Um nicht wieder zuzunehmen, ist es wichtig, dass Sie zuerst einmal die Stabilisierungsphase erfolgreich hinter sich bringen. Halten Sie Ihr Gewicht innerhalb des ein-Kilogramm-Limits nach oben und nach unten wie beschrieben. Und legen Sie gegebenenfalls einen Steak-Tag ein oder essen Sie mehr, wenn Sie unter dieses Limit fallen. Aber bitte: keine Stärke und keinen Zucker in dieser Phase! Um später nicht wieder zuzunehmen ist diese Stabilisierung ist sehr wichtig.

Wenn Sie in die Test-Phase kommen, in der Sie langsam wieder Zucker und Stärke Ihrer Nahrung hinzufügen können, fangen Sie nicht gleich mit Fertigprodukten an, bei denen man nicht genau sagen kann, welche Gifte und Chemikalien darin enthalten sind. Vermeiden Sie Lightprodukte jeder Art, da diese anstatt Zucker meist das giftige Aspartam als Süßungsmittel oder andere dick machende Zutaten beinhalten. Lassen Sie alles weg, was Maissirup, Glutamat oder Kochsalz (sehr schwierig, da vielen Lebensmitteln zugesetzt) enthält.

Halten Sie sich an die Reihenfolge der zuzufügenden Nahrungsmittel während der Austestungsphase! Und lesen Sie bitte auch meine Erfahrungen in der erweiterten Stabilisierungsphase, wichtig bei langen Kuren und erheblichem Übergewicht.

Wie viel hHCG benötige ich, wenn ich so und so viel abnehmen will?

Unabhängig davon, wie viel Sie geschlechtsspezifisch abnehmen können oder wollen, brauchen Sie für eine 40 Tage-Kur eine 20 ml - Flasche HCG Komplex der Salvator Apotheke und für eine 80 Tage-Kur entweder zwei usw.

Wie alt muss man sein, um die Adipositas-Kur durchführen zu können?

Dr. Simeons hat in Indien „fette Jungs“ erfolgreich behandelt. Er schreibt, dass dies Jugendliche oder Teenager waren. Meine Annahme ist somit, dass man ab 13 Jahren so eine Kur machen kann. Es ist aber nicht auszuschließen, dass es auch bei Kindern funktioniert. Dies muss aber unbedingt mit einem Arzt abgesprochen werden. Siehe auch „Die Adipositas Kur bei Kindern und Jugendlichen“

Ist die Adipositas-Kur ein Betrug?

Nein, die Adipositas-Kur ist kein Betrug. Allerdings muss man dazu wissen, dass es viele schwarze Schafe bei der Produktion und dem Verkauf von homöopathischem HCG gibt. Manche angebotenen Produkte sind nutzlos, da sie nicht auf Basis von potenziertem HCG hergestellt wurden und daher nicht wirken können. Das von der Salvator Apotheke angebotene Produkt ist aber getestet und eines der wirksamsten Mittel, die auch in Deutschland erhältlich sind.

Von der etablierten Pharmaindustrie wird HCG die Wirksamkeit bei der Bekämpfung von Übergewicht und Adipositas abgesprochen. Man behauptet, dass es nicht besser helfen würde als ein Placebo. Ebenso von der amerikanischen **Food and Drug Administration**, die für die Überwachung von Nahrungsmitteln und Medikamenten zuständig ist. Aber dies sind alles Schutzbehauptungen und absolut nicht wahr.

Es ist kein Placebo und es ist wirksam. **Sonst hätte ich zum Beispiel unbändigen Hunger gehabt, was nicht der Fall war. Bei nur 500 bis 700 Kalorien ohne HCG wäre dies nicht ungewöhnlich. Ich hätte die Kur schon lange vorher abgebrochen.** Dies wurde von unzähligen Menschen und in wissenschaftlichen Studien bestätigt:

Link auf Englisch: http://trimr.de/15RJ
Erfolge auf Deutsch im Ketario.de-Forum Link: http://trimr.de/15RK
hHCG Erfolgsgeschichten auf Englisch Link: http://trimr.de/15RL

Müssen Frauen etwas wegen der Periode beachten?

In den Yahoo-HCG-Groups wird geschrieben, dass die Kur mit hHCG auch während der Menstruation durchgeführt werden kann. Nur an starken Perioden-Tagen sollten Sie mit der Einnahme pausieren. Ansonsten halten Sie sich bitte an die Empfehlungen, die Dr. Simeons in seinem Werk gegeben hat. Siehe Dr. Simeons Hinweise in Teil II.

Was mache ich, wenn ich ein paar Tage nicht abnehme?

Am besten machen Sie gar nichts und führen Ihre Diät mit hHCG einfach fort. Sie können aber schauen, ob Sie nicht vielleicht einen Fehler in der Diät gemacht haben. Haben Sie zu viel Protein gegessen? Vielleicht mehr als ein Grissino auf einmal? Sind Sie über die 700-Kaloriengrenze gekommen? Haben Sie zu wenig getrunken? Haben Sie sich zu viel Bewegung zugemutet? Oder haben Sie vielleicht ein früheres Gewicht, das Sie einmal für lange Zeit gehalten haben, erreicht? All das kann dazu führen, dass Sie für ein paar Tage nicht abnehmen. Sie können einen Apfeltag machen oder einfach gar nichts und die Diät korrekt weiterführen. Früher oder später geht das Gewicht weiter hinunter.

Wie werde ich mich in der Diätphase fühlen?

Sie werden sich großartig fühlen, fast keinen Hunger haben, kein Unwohlsein verspüren und topfit sein oder es mit jedem verlorenen Kilogramm mehr werden. Sie werden motiviert sein, weiter zu machen, weil es keine Beschwerden gibt und Sie sie stattdessen Schritt für Schritt loswerden. Die ersten Tage der Umstellung auf hHCG und 700-Kaloriendiät könnten ein wenig hart erscheinen. Aber diese gehen vorbei und Sie werden sehr angenehm, sicher und dauerhaft von Ihrem Übergewicht oder von der schweren Erkrankung Adipositas befreit werden. Aufkommenden Hunger überstehen Sie ganz einfach, indem Sie die Hinweise zu L-Glutamin beachten.

Was mache ich, wenn ich Medikamente nehmen muss?

Wenn Sie Medikamente einnehmen müssen, sprechen Sie dies am besten mit Ihrem Hausarzt ab. Der weiß am besten, wie Sie eingestellt sind und kann Ihre Werte checken. Gehen Sie nach ein paar Tagen oder Wochen wieder hin und sagen Sie ihm, dass Sie wissen möchten, ob aufgrund des neuen Gewichtsniveaus eine Anpassung der Dosis vorgenommen werden sollte. Lassen Sie sich ganz bewusst von ihm begleiten. Dann sind Sie auf der sicheren Seite. Bitte keine Alleingänge, die gefährlich für Ihre Gesundheit sein könnten!

Ist die Adipositas-Kur nicht viel zu kompliziert und schwer durchzuführen?

Nein! Sie werden sehen, dass es die am einfachsten durchzuführende Diät ist, die Sie je gemacht haben. Am Anfang braucht es nur ein wenig Eingewöhnung in die neuen Abläufe. Dann stellt sich Routine ein. Sie werden zeitweise denken, dass Sie gar nicht „auf Diät" sind. Außerdem wird es die definitiv letzte Diät Ihres Lebens sein!

Kann ich die Adipositas-Kur auch durchführen, wenn ich Vegetarier bin?

Dr. Simeons hat die Kur eigentlich nicht auf Vegetarier zugeschnitten. Menschen, die kein Fleisch essen wollen, aus welchen Gründen auch immer, können ihr Protein aber aus folgenden Quellen nehmen:

Hüttenkäse, Magerquark, 0,1%igen Joghurt, Harzer Käse (Stangenkäse), Eier, Tofu.

Eine rein vegane Variante ist mir nicht bekannt.

Nehmen Sie von den angegebenen Proteinquellen 100 bis 120 g. Schauen Sie auch in die Exceltabelle und auf die Verpackung wegen der Kalorienangaben. Wählen Sie, wo es möglich ist, die fettärmste Variante.

Ist Rauchen OK?

Obwohl Rauchen schädlich für die Lunge und die Bronchien ist, ist dem grundsätzlich in Bezug auf die Adipositas-Kur nichts entgegen zu stellen. Ich rauche selber aber seit kurzem elektrisch.

Bringt es etwas, wenn ich nur biologisch erzeugtes Protein, organisches Gemüse und Früchte verzehre?

Es ist zwar ratsam, Bio-Produkte mit in seine Ernährung aufzunehmen, aber für den Erfolg der Kur sind diese nicht zwingend erforderlich.

Meine Erfahrungen

Eigenartigerweise war ich als Kindergartenkind eher schlank. Als ich in die Schule kam, hat die Gewichtszunahme langsam begonnen. Man schob es darauf, dass ich mich zu wenig bewege und zu viel esse. Allerdings war das bei anderen Kindern auch nicht anders, und die blieben schlank. **Ungeklärte Ursache** sozusagen. Meine Mutter hat mit mir die damals populäre Punktediät gemacht, welche meine erste Diäterfahrung war. Diese basierte, wie ich heute weiß, auf der Vermeidung von Kohlenhydraten, da diese die höheren Punktzahlen hatten. Ein Würstchen hatte zum Beispiel einen Punkt. Man würde heute sagen, es war „Low Carb" oder „Atkins". Damals war diese Diät aber zeitlich begrenzt und danach habe ich wieder normal gegessen - und langsam wieder zugenommen.

Später sollte ich die Atkinsdiät noch einmal machen. Diesmal aber dauerhaft.

Nach heutiger Erkenntnis hatte ich damals eine milde Störung des Hypothalamus. Aber es sollte noch schlimmer werden.

In der Schule galt ich immer als der Dicke und war Hänseleien ausgesetzt, die einem Kind schon zu schaffen machen können. Ich war eher introvertiert. Aber auch das sollte sich ändern.

Als ich ins Internat kam, habe ich mir angewöhnt, joggen zu gehen. Ich habe jeden Tag so meine 8 bis 10 km geschafft und habe die Bewegung dann auch irgendwann gebraucht. Zum Frühstück habe ich Haferflocken mit Milch und Zucker gegessen - ansonsten relativ normal. Ich fand mich auch relativ fit, war aber trotzdem nicht so in Topform, wie es andere waren.

Nach dem Abitur habe ich dann meine damalige Freundin kennengelernt. Wir bekamen in Rekordtempo Nachwuchs und in Rekordtempo ging dann auch die Beziehung in die Brüche. Ab diesem einschneidenden Ereignis, das ebenso eine Trennung von meiner kleinen Tochter bedeutete, ging mein Gewicht wieder einen Schub nach oben. Die Trennung hat mich sehr belastet, und ich habe sie als Ursache für den plötzlichen Gewichtssprung nach oben gesehen und verantwortlich gemacht. Ergo: **Psychische Probleme** als Grund für die Gewichtszunahme.

In der Lehre zum Wirtschaftsassistenten für Informatik habe ich dann mit dem Badmintonspielen begonnen. Das hat auch sehr viel Spaß gemacht, aber ich war für meine Vereinskameraden oft ein leichter Gegner. Zu Beginn meines BWL-Studiums bin ich dann in den Studenten-Badmintonverein der FH eingetreten. Ich habe also gleichzeitig in zwei Vereinen gespielt. Durch den Sport bin ich beweglicher geworden, konnte aber mein Gewicht nicht wesentlich verringern, was mir gewisse Nachteile beim Spiel brachte.

Ich bin dann auf die glorreiche Idee gekommen, meine Gewichtsprobleme durch exzessives Fasten unter Kontrolle zu bringen. Da ich es richtig machen wollte, habe ich gleich - wie Gandhi - 40 Tage in den Semesterferien gefastet. Das hat auch gut was gebracht. Ich konnte mich von 114 Kilogramm auf unter 90 Kilogramm – nein, nicht runterhungern, denn ich hatte keinen Hunger und war super drauf. Mein Badmintonspiel verbesserte sich zusehends und ich wurde mehrere Male Meister im Einzel und Doppel. Das folgende Semester war gigantisch und ich fühlte mich sauwohl. Bis, ja bis ich langsam aber stetig wieder zunahm und mein Anfangsgewicht um 10 Kilogramm überschritten hatte.

„Aber das ist ja alles kein Problem!“ so dachte ich. „Du kannst ja wieder fasten.“ Was ich dann auch ein Jahr später machte. Diesmal waren es schon 60 Tage, und ich erreichte meine 90 Kilogramm wieder. Sie ahnen es schon, oder? Nach Jahresfrist hatte ich 20 kg mehr auf den Rippen, lag also schon bei 144 Kilogramm. In meinem Wahn habe ich ein drittes und ein viertes Mal gefastet, sodass ich dann bei ca. 160 + Kilogramm lag.

So langsam konnte keine meiner Waagen mehr mein Gewicht anzeigen. Und als Krönung habe ich dann weiter stetig zugenommen. Als ich dann einen letzten Fastenversuch startete, habe ich kein Gramm mehr abgenommen, obwohl ich nichts gegessen hatte. Diese Fastenkur habe ich dann entnervt abgebrochen. Ich hatte auch keine Lust mehr zu hungern, denn es gab dann wirklich nur noch Hunger. Kein Eu-Gefühl mehr. Nur noch Kampf.

Mein Stoffwechsel und mein Hypothalamus waren jetzt so gestört, dass mein Körper nichts mehr hergeben wollte. Dafür waren alle Schleusen nach oben geöffnet worden. Von der geringsten Nahrungsaufnahme habe ich zugenommen. Das ist wahrscheinlich ein Überlebensmechanismus der Natur. So viele Hungersnöte in so kurzer Zeit, da musste vonseiten des Körpers etwas geschehen. Logisch. Dieser Schluss kam mir dann aber auch erst, als es zu spät war.

Grund für die Gewichtszunahme war mangelndes Wissen und dadurch (Zer)störung des Stoffwechsels (sowie des Hypothalamus – was ich damals noch nicht wusste) durch extremes Fasten.

Damit war die Falle zugeschnappt. Das ist aber noch nicht das Ende der Geschichte. Nach einem fürchterlichen Schock, ausgelöst durch einen unerwarteten Konflikt in der Familie, hat sich mein Gewicht bis auf ein Maximum von über 190 Kilogramm hochgeschraubt. Da war dann aber Schluss. Höher ging es nicht. Aber glauben Sie mir, das reicht auch so.

Finalgrund der exorbitanten Gewichtsexplosion: Seelischer Schock

Hier haben dann auch meine psychischen Probleme begonnen, wie Depressionen, keine Kraft mehr für irgendwas, Resignation, Alkoholmissbrauch usw.. Ich war für mehrere Jahre schachmatt gesetzt, auch durch berufliche Rückschläge. Mein Leben spielte sich nur noch in meinen vier Wänden ab. Allerdings war ich nicht allein. Ich lebte mit meiner Dauerverlobten, die ich in einer schlanken Phase beim Studium kennengelernt hatte, zusammen. Sexuell lief es damals auch nicht mehr so gut - wer kann es ihr verdenken?

Durch meine körperliche Inaktivität hatte ich Zeit und Muße, meine Recherchen im Internet zu beginnen. Ich wollte unbedingt eine Lösung für mein Problem finden. Die Lösung hatte ich dann auch vermeintlich gefunden. Ich entdeckte die Atkinsdiät für mich, meldete mich in einem Forum an, las Bücher und begann schließlich die Diät.

Meinem Naturell entsprechend habe ich lange Zeit nach Phase 1 der Atkinsdiät gelebt. Das heißt viel Fleisch, keine Früchte, wenig Gemüse. Hat mir auch ganz gut gefallen. In der Zeit habe ich auch angefangen, viel zu wandern und Fahrrad zu fahren. Ich war täglich 'auf der Piste'. Zwei bis drei Stunden tägliche Bewegung und die strikte genussvolle Ernährungsweise haben mir einen guten Gewichtsverlust beschert. Ich war 'gut drauf'.

Allerdings habe ich mir selber vorgemacht, dass ich sehr viel verloren habe. Tatsächlich waren es aber „nur" ca. 30 bis 40 kg. Wenn man das Ausgangsgewicht betrachtet, war ich immer noch stark übergewichtig. Diese Lebensweise hielt ich bis 2006 durch. In 2006 wurde unser Sohn geboren, und ich habe mich in den ersten Jahren tagsüber um ihn gekümmert, da seine Mutter arbeiten war.

Ich war mittlerweile selbstständig und hatte so die Zeit für die Betreuung des Kleinen. Was dabei aber zu kurz kam, war die Bewegung. Wir sind zwar täglich zwei Stunden mit dem Kinderwagen unterwegs gewesen, aber der Trainingseffekt war weg. Ich hatte mich trotzdem weiter nach Atkins ernährt, jedoch nahm ich stetig weiter zu und hatte ungefähr 2008 wieder mein 'Kampfgewicht' von 190 Kilogramm.

Erschwerend kam noch hinzu, dass ich mich langsam ausschleichend nicht mehr strikt nach Atkins ernährte, weil ich das tägliche Fleisch einfach nicht mehr sehen konnte. So kamen dann wieder vermehrt Kohlenhydrate zum Einsatz, die das ihrige zur erneuten Explosion des Gewichts beitrugen. Heute weiß ich, dass der Hypothalamus einfach den Set-Point nicht verändert hat und diesen früher oder später wieder erreicht haben möchte. „Experiment Atkins nicht erfolgreich beendet."

Meine Depressionen kehrten zurück. Ich hatte keinen Mut mehr. „Was soll denn jetzt noch helfen"? Ich begann erneut zu recherchieren. Hier die illustre Odyssee, die mich viel Geld gekostet hat und nichts gebracht hat:

Bitte legen Sie mich nicht auf die chronologisch korrekte Abfolge fest. Aber ich habe all dies probiert. Alles in allem hat aber gar nichts funktioniert. Das heißt aber nicht, dass es nicht doch bei einigen funktionieren kann. Nur bei mir eben nicht.

Meine Trainingsgerätesammlung

Im Laufe der Jahre habe ich mir eine große Sammlung an Trainingsgeräten zugelegt, die alle mehr oder minder ein einsames und längst nicht mehr beachtetes Dasein fristen. Das waren unter anderem: Powerman 3 der Koelbel Trainingsforschung, diverse Bauchtrainer, den Gym-Form Vibromax, das Total Gym 1000, Airwalker, Stepper, den Ab-Twister und so weiter und so fort. Keines dieser Geräte hat auch nur den geringsten Einfluss auf den Hypothalamus und dessen Störung. Kein Wunder, dass nichts geholfen hat.

Ohrakupunktur

Eine Freundin hat mich auf einen Menschen aufmerksam gemacht, der heute als Betrüger überführt wurde. Er bot gegen verschiedene Krankheiten und horrendes Honorar Permanent-Akupunkturnadeln an, die er selber ins Ohr gedrückt hat. Das hat höllisch wehgetan und genützt hat es nichts. Wenigstens habe ich diese immer noch in den Ohrläppchen, als Warnung vor solchen Leuten.

Geplante Fettabsaugungen und Straffungen

Mehrmals habe ich Ärzte in der Schweiz und in Tschechien besucht, um die Möglichkeit einer Fettabsaugung durchzusprechen. Ich war auch schon direkt zu OP-Terminen hingereist, jedenfalls nach Tschechien, bin aber jedes Mal wieder abgereist, entweder weil ich selber 'Schiss' bekommen habe oder weil mich ein Arzt betrunken abends im Hotelzimmer untersucht hat und mit mir die OP für den nächsten Tag besprechen wollte. Da habe ich dankend abgelehnt und bin wieder nach Hause gefahren. OPs sind mir zu gefährlich. Jedenfalls im benachbarten Billigausland. Andere haben vielleicht positive Erfahrungen gemacht. Ich für meinen Teil lasse nur noch im Notfall an mir herumschnippeln. Oder wenn die Brust sich nicht zurückbildet.

„Ursache“ Psyche

Die Jon Gabriel Methode

Jon Gabriel war lange Zeit mein Held. Er hat es geschafft, durch Suggestionen und der Änderung der Ernährung in verschiedenen Punkten seinen Körper dazu zu bringen, dass er schlank werden und bleiben wollte. Über mehrere Jahre hat er sich quasi halbiert. Seine Haut hat sich so weit zurückgebildet, dass man nicht mehr sehen kann, dass er jemals dick gewesen ist. Er war auch schon sehr nah dran - an der Ursache. Sein Ansatz besagt, dass der Körper gerne fettleibiger werden und bleiben möchte, um sich vor Kälte und Hunger zu schützen. Diese Einstellung passiert im Hypothalamus und wir können sie verändern, wenn wir uns die CD von Jon Gabriel anhören, uns unseren idealen Körper vorstellen und bestimmte Nahrungsmittel in die Ernährung aufnehmen.

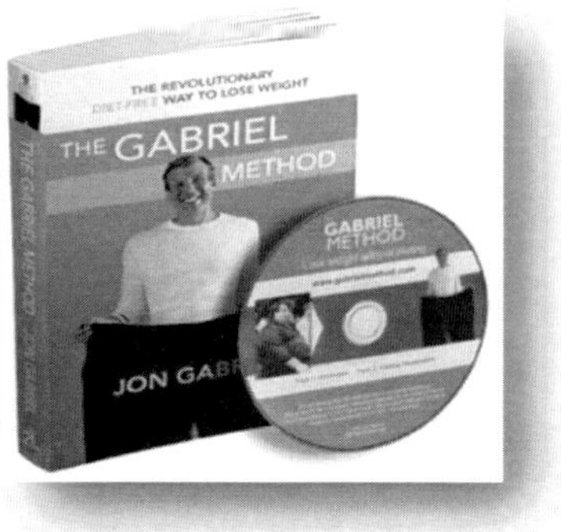

So sehr mich seine Geschichte beeindruckt hat, bei mir hat es nicht geklappt. Ich weiß nicht, ob ich zu dumm dafür war oder was der Grund war, jedenfalls wollte es nicht klappen. Seine CD hatte ich für mich sogar auf Deutsch übersetzt und vertont und über Wochen angehört. Nichts. Und damit bin ich nicht der Einzige. Ich habe mich auch in einem Gabriel-Forum angemeldet und dort gibt es etliche, die keine Erfolge damit erzielt haben. Von HCG hat man dort übrigens noch nie was gehört.

Andreas Winter oder „Abnehmen ist leichter als zunehmen"

Herrn Winters Buch hat mich schon fasziniert. Seine Annahme ist, dass es Angst ist, die uns dick bleiben lässt, und wenn man die Gründe für seine Angst kennt, dann nimmt man automatisch ab. Außerdem soll man sich von falschen Glaubenssätzen, warum man dick ist und falschen Beweggründen zu essen, trennen. Übergewicht hat auch Vorteile. Wenn man dies alles erkennt, soll Abnehmen ein Kinderspiel sein.

Eine CD liegt auch bei. Schön und gut. Ich habe es ausprobiert und sogar ein Privatcoaching in seinem Institut in Iserlohn besucht. Es gab ein einstündiges Vorgespräch und danach eine Hypnosesitzung, die die Blockaden lösen sollte. Kurz gesagt, es hat nicht funktioniert, und ich bekam in der Nachbesprechung von Herrn Winter gesagt, dass ich eine Gewichtsabnahme verhindere, da ich trotzig bin oder eine Trotzangst habe.

Herr Winter, Sie haben recht. Abnehmen ist einfacher als Zunehmen. Allerdings muss man dazu die wirkliche Ursache kennen und diese behandeln. Dann flutscht es nur so.

Geplante Psychotherapie

Wenn gar nichts mehr funktioniert, dann könnte man schon annehmen, dass mit einem wirklich was nicht stimmt. Und zwar mental oder psychisch. So habe ich in Erwägung gezogen, eine Psychotherapie zu machen. Hier hat mir aber meine Scheu vor Menschen und der Aufwand, mir so etwas verschreiben zu lassen, geholfen, dies nicht machen zu lassen. Hätte ja auch nichts genützt. Wie hätte der Psychotherapeut den Hypothalamus einstellen können?

„Ursache" Stoffwechsel und Allergien

NAET

NAET steht für Nambudripad´s Allergy Elimination Technique, entwickelt von einer indischstämmigen Amerikanerin, die verspricht, alle möglichen Allergien durch Beklopfung der Wirbelsäule loswerden zu können. „Gott sei Dank" hatte ich in meiner Stadt jemanden gefunden, der sich darauf spezialisiert hatte. Die theoretische Grundlage war, dass ich mir eingebildet habe, dass ich auf viele Nahrungsmittel allergisch reagiere und dass dies die Ursache für meine Fettsucht sei. Um diese Nährstoffe nicht vermeiden zu müssen, wollte ich mich dagegen immun machen lassen. Das hat mich ein halbes Jahr und 1500 Euro gekostet und gebracht hat es leider nichts.

Diuretika

Von Mitteln zum verstärkten Wasserlassen für einen Gewichtsverlust kann ich jedem nur abraten. Es bringt nichts und kann zudem gefährlich werden. Mein Beweggrund, diese zu versuchen war, dass ich an eine Wasserretention, ausgelöst durch eine Fehlfunktion der Nieren, geglaubt habe. Um die Nieren nicht zu belasten, habe ich ein pflanzliches Mittel genommen mit dem Namen Asparagus-P. Gut, es hat nichts geschadet aber auch nichts genützt.

Wasser und Salz

Als ich den Vortrag von Peter Ferreira bei Youtube gesehen hatte, war ich wie elektrisiert. Reines belebtes Wasser und gesundes Himalajasalz sollten doch jetzt endlich den Durchbruch bringen. Ich kann sagen, dass ich jetzt nach drei Jahren nicht mehr auf mein Wasser und das Salz verzichten möchte, aber einen unmittelbaren Einfluss auf mein Gewicht hat es nicht gehabt. Sicher aber einen mittelbaren. Trotzdem möchte ich den Vortrag jedem ans Herz legen:

Peter Ferreiras Vortrag zu Wasser und Salz

„Ursache“ Bauchfett

Bittere Kräuter /Urbittere Kräuter

Dann gab es eine Zeit, in der ich die Ursache meiner Probleme im Viszeralfett gesucht habe und dies nicht als Symptom, sondern eben als Ursache angesehen habe. Das ist zu einem kleinen Teil auch richtig. Das Bauchfett um die inneren Organe, nicht das sichtbare Fett unter der Haut, ist zu einem eigenständigen Organ geworden, das dafür verantwortlich ist, dass man nur noch sehr schwer oder gar nicht mehr abnehmen kann. Es ist auch ursächlich für Entzündungen im Körper und wird dadurch zum aktiven Störfaktor. Um dieses zu bekämpfen, bin ich dann auf bittere Kräuter gestoßen und habe mir welche besorgt. Leider haben diese auch keinerlei Effekt gehabt.

Cordyceps

In einem Blog im englischsprachigen Internet bin ich dann auf Cordyceps, einen Heilpilz gestoßen, wo eine Frau Erfolge damit erzielt hatte, ihr Viszeralfett loszuwerden. Gelesen, gekauft und eingenommen. Und nichts gebracht. Was tut man nicht alles, wenn man verzweifelt ist und leidet wie ein Hund.

Ultraschallkavitation und Radiofrequenzen

Die nächste Stufe der „Evolution“ war dann die Anwendung von Ultraschallkavitation zum Platzenlassen der Fettzellen und die Erhitzung der gelösten Fettzellen durch Radiofrequenzen. Ich habe mir die Gerätschaften günstig bei chinesischen Herstellern gekauft und diese ein Jahr zu Hause konsequent angewendet - mit dem Ergebnis, dass ich ein bisschen an der äußeren Kontur gefeilt habe, aber kein Gramm Gewicht dabei verloren habe. Ich war aber der irrigen Annahme, dass ich abnehme. Gewogen habe ich mich die ganze Zeit nicht, habe es aber marginal an der Kleidung gespürt. Wenn man aber ein so großes abnormales Fettdepot hat, dann ist das nur Kinderkram.

Schmauen

Parallel zum letzten Punkt bin ich dann auf das Schmauen gekommen. Schmauen ist ein von Schauspieler und Ernahrungscoach Jürgen Schilling geschaffenes Kunstwort aus den Begriffen Schmecken und Kauen. Ich war von der Logik überzeugt, da man durch das intensive Ausschmecken der Speisen insgesamt weniger zu sich nimmt. Außerdem hat man noch ein befriedigendes und sattes Gefühl mit relativ wenig Nahrung. Allerdings ging auch dieses nicht an die Ursache der Fettsucht und war für mich eher ein Reinfall, da ich kein Gewicht abgenommen habe. Auch das zusätzlich empfohlene Zimt hat nichts gebracht außer Kosten. Wie sollte das auch gehen, denn es war ein Löffel und kein Messer. Und alles was wir brauchen ist eben unser Messer.

Das war jetzt eine kleine Zusammenstellung dessen, was ich in den letzten Jahren probiert habe. Und bei Weitem noch nicht alles. Nehmen Sie noch Radionik, Hypnose zum Abnehmen, das Abenteuer Timeline, die Sedona–Methode, andere Psychopraktiken gegen Übergewicht etc. p.p. hinzu, dann ist auch dies nur ein Bruchteil dessen, was ich ausprobiert habe.

Es war aber alles eher ein blindes Durchlaufen eines undurchdringlichen Dschungels. Oder auch erlernte Hilflosigkeit!

Ich bin mir aber im Klaren darüber, dass ich ein besonders schwerer Fall für all diese Kuren und Methoden war. Sie konnten „mich" nicht knacken. Für andere mögen sie womöglich Erfolge gebracht haben oder bringen. Nur kann ich mir nicht vorstellen, dass im Falle einer erheblichen Störung des Hypothalamus noch irgendwas helfen kann. Auf jeden Fall sollten auch Magenverkleinerungen, Magenverlegungen, Magenballons und neuerdings sogar Magenschrittmacher etc. nicht gemacht werden. Es ist einfach der falsche Platz, um das Messer anzulegen und mit hohen Risiken verbunden.

Was ich nicht mehr probiert habe, waren Diäten aller Art (außer Atkins) und Sport, da diese nichts bringen. Sobald man eines davon stoppt, geht der Kreislauf von vorne los. Ich habe es zuletzt auch extra darauf angelegt, so dick zu bleiben, damit ich nicht die Motivation verliere, dieses Messer zu finden. Es musste irgendwo da draußen sein. Dessen war ich mir zwar nicht immer sicher, aber die Hoffnung habe ich nie aufgegeben. Und die zielstrebige Suche hat mich dann auf die geniale Entdeckung Dr. Simeons gebracht. Aber lassen wir den Meister doch „post mortem" selber zu Wort kommen.

Mit diesem Büchlein halten Sie jetzt das Werkzeug in der Hand, mit dem Sie Ihre Gewichtsprobleme spielerisch, spielend und endgültig in den Griff bekommen werden. Nur tun müssen Sie es selber. Es lohnt sich.

Erfahrungsberichte

"Im Juni durfte ich die DAK kennenlernen und war sofort begeistert! Endlich mal eine Diät, bei der ich mich nicht mit Sport quälen musste.

Bis heute (14.11.2011; Beginn der Kur am 28.07.2011) habe ich insgesamt 21,4 kg an Gewicht verloren. Mein Bauchumfang ist um 24 cm zurückgegangen, meine Oberschenkel um jeweils 15 cm im Umfang geschrumpft. Der Po-Umfang ist um 14 cm zurückgegangen. Innerhalb dieses Zeitraumes bin ich um 2 Kleidergrößen geschrumpft. Es fühlt sich so gut an, so erschlankt durchs Leben zu gehen. Und mein Selbstbewußtsein ist auch gestiegen.

Ich bin sehr froh, dass ich diese Art der Diät kennenlernen durfte und sie durchgeführt habe. Und da ich gewichtstechnisch noch nicht mein Ziel erreicht habe, werde ich nach einer kurzen Unterbrechung wieder eine neue Runde beginnen, um die restlichen Kilos zum Schmelzen zu bringen."

Mapoleefin (Pascale) aus dem Forum www.Ketario.de

„Ich habe 7 Jahre lang vergeblich versucht meine Schwangerschafts-pfunde loszuwerden. Nach 6 Wochen DAK ist das Thema jetzt Geschichte. Ich habe 9,4 Kilo abgenommen und trage Hosengröße 38. Die hatte ich selbst vor der Gewichtszunahme nicht. Mit DAK habe ich genau an den richtigen Stellen abgenommen. Und das ohne zu Hungern!"

Barbie67 (Katrin) aus dem Forum www.Ketario.de

„Jahrelanger Sport, zehn Marathons, darunter immerhin drei unter vier Stunden - aber abgenommen habe ich nicht. 76 Kilo bei einer Größe von 1,69 Meter (Alter 44) - das schien mein Schicksal zu sein. Dann habe ich die Kur probiert. Jetzt wiege ich 66 Kilo, trage Größe 36, manchmal auch 38, je nachdem wie die Mode ausfällt und halte das Gewicht. Eigentlich ist mein Ziel 64 Kilo, weil ich die irgendwann mit 16 gewogen habe. Aber mal sehen, eigentlich fühle ich mich so, wie ich jetzt bin, auch sehr wohl. Immerhin: Der Fettanteil liegt bei 22,2 Prozent. Sport mache ich derzeit eher moderat. Kein gezieltes Training. Wenn es die Zeit zulässt skike ich eine Stunde oder zwei, einfach aus Spaß. Ach ja, bei mir hat es vegetarisch geklappt. Statt Fleisch und Fisch habe ich Hüttenkäse und alle Sorten von Handkäse und Harzer Roller genommen. Manchmal auch Magerquark."

Momo aus dem Forum www.Ketario.de

„Seit 2002 ernähre ich mich Low Carb und habe nach anfänglicher Abnahme von 4 Kilo jahrelang mein Gewicht bei 73 Kilo gehalten. Als Diabetikerin war mir mein Blutzucker wichtiger. Der Nüchternzucker wurde zunehmend zum Problem, auch mit einer höheren Dosis Metformin am Abend.

DAK wurde 2 x 3 Wochen lang mit anschließender Stabilisation probiert. Ergebnis: insgesamt 6 Kilo haben sich dauerhaft verabschiedet (= 66,5) und mein Blutzucker ist im Normalbereich - ohne Tabletten! Mit 64 Jahren möchte ich es langsam angehen, damit die Haut auch "nachkommt", vielleicht kommt im neuen Jahr noch eine Runde dazu."

Redschnecke (Jutta) aus dem Forum www.Ketario.de

„Eigentlich hatte ich mit 58 Jahren schon aufgegeben und war der Meinung, in meinem Alter nie mehr schlank zu werden. Mit allen Diäten hatte ich schon erfolglos versucht mein Gewicht zu reduzieren. Der Jojo-effekt hat jede Anstrengung zunichte gemacht.

Durch DAK habe ich erfolgreich 17 kg abgespeckt, und das auch noch an den Problemzonen, und trage statt Gr. 46- 48 nun zwischen 38-40, es ist auch das eine oder andere 36èr Teil dabei. Ich kann gar nicht beschreiben, wie glücklich ich bin. Danke Matze, dass Du uns mit DAK bekannt gemacht hast.

Für 2012 habe ich eine 3. Runde geplant um auf mein Wunschgewicht zu kommen und ich habe keine Bedenken, dass es nicht zu schaffen wäre. Zur Zeit bin ich in der Austestungsphase und es geht mir prächtig."

Maria aus dem Forum www.Ketario.de

„Mit 65 Jahren, 2 Knie-OP, Sport und ständiger Diät habe ich es auf 107 kg bei einer Grösse von 1,75 gebracht. Ich war verzweifelt, weil ich keinen Ausweg aus dieser vermeintlichen Einbahn wusste. Dann habe ich DAK kennengelernt und ab 7.Juli genauest angewandt. Nach fast 3 Monaten habe ich 20 kg verloren und bin jetzt in der Stabilitätsphase. Für die letzten 10 kg gibts noch im Jänner eine Runde."

Johnny (Elisabeth) aus dem Forum www.Ketario.de

„Auch ich hatte mit meinen 52 Jahren nicht mehr dran geglaubt, ohne chirurgischen Eingriff noch mal Normalgewicht zu bekommen. Nach mehreren Operationen, Arbeitslosigkeit und Krankheiten sowie wirkungslose Medikamenteneinnahmen haben mein Gewicht auf einen Höchststand von 140,5kg (bei einer Größe von 172cm) ansteigen lassen. Eine verunglückte Hüft-OP ließ mir nur einen begrenzten Bewegungsradius zu. Nachdem mir niemand wirklich helfen konnte, begann ich mit einer mengenreduzierten Mischkost mein Gewicht zu reduzieren.

Dies klappte insoweit, dass ich in 10 Monaten 6,3kg abnahm. Dann stieß ich durch Zufall auf die DAK und die Forschungen des Dr. Simeons. Nachdem ich (von Natur aus sehr skeptisch) mich auf verschiedenen Seiten vergewisserte, dass es sich hier nicht um eine neue Werbestrategie handelt, konnte ich gar nicht schnell genug meine Bestellung aufgeben.

Mittlerweile sind bei mir 4 Wochen Kur vorbei und ich habe in der Zeit, ohne jeglichen Hunger oder Gelüsten nachgeben zu müssen, schon 12,2 kg abgenommen. Es ist fantastisch zusehen zu können, wie sich der Körper neu formt. Mittlerweile brauche ich nur noch eine Unterarmstütze, ich gehe wieder mit dem Hund in den Wald und die Treppe komme ich sogar wieder freihändig hinauf!

Diese Kur ist ein Segen, weil ich sehen kann, wie wirklich nur das krankhafte Fett verschwindet."

Tänzerin9 (Silvia) aus dem Forum www.Ketario.de

„Durch meine Lebensumstände und zwei Schwangerschaften habe ich mich bei einer Größe von 1,72 m auf max. 136 kg beschweren lassen. Mithilfe einer anderen Ernährungsumstellung (Metabolic Balance) habe ich dann bis auf ca. 80 kg abgenommen; danach ging nichts mehr und ich nahm etappenweise wieder 19 kg zu. Durch das Forum, in dem ich aktiv bin, erfuhr ich von einer meiner Mitstreiterinnen von DAK. Da ich medizinisch versiert bin, leuchtete mir Dr. Simeons' Protokoll sofort ein. Ich hielt mich streng (bis auf wenige Ausnahmen) an seine Ausführungen. Das Ergebnis ist hervorragend.

Ich hatte wirklich keinen Hunger und keine Gelüste und verspürte nur Zufriedenheit, denn die Gewichtsabnahme war schnell und gleichmäßig. Das war für mich sehr wichtig, da ich mit MB nicht mehr unter 90 kg kam. Jetzt habe ich nach 14 Wochen schon 20 kg abgenommen, ohne mich irgendwie zu quälen. Auch Feiern und Auswärtsessen waren eingeplant.

Weitere 10 kg sollen nun noch bis zu meinem Ziel folgen und ich bin zuversichtlich, dass ich auch diese verlieren werde."

VelvetRose aus dem Forum www.Ketario.de

„Bis auf in der Vorschulzeit war ich immer moppelig. Nach gefühlten 100tausend verschiedenen Diäten beendete ich diese Spirale 1994 mit einer Magenband OP und über 130 kg. Zusammen mit Atkins schaffte ich 50 kg und dann ging absolut nichts mehr. Nachdem ich beschlossen hatte mit dem Rauchen aufzuhören kamen ganz schnell wieder 20 kg dazu.

Zu der Zeit stieß ich total am Boden und gefrustet auf DAK. Ich bestellte Globuli und begann mit der Diät, und das Wunder passierte. Innerhalb von 3 Monaten hatte ich ohne das leichteste Hungergefühl mein altes Gewicht wieder und halte es auch +/- 1 kg.“

Hermine aus dem Forum www.Ketario.de

„Ich habe im Laufe der letzten 25 Jahre bestimmt jede Diät ausprobiert, über die ich irgendwo gelesen habe. Und damit habe ich auch jede Menge Diät-Kochbücher zu Hause... Keine dieser Diäten war wirklich dauerhaft erfolgreich. Im Sommer 2011 stiess ich per Zufall auf "Die Adipositas-Kur" und dachte mir, was hast Du denn schon zu verlieren. Mehr als nicht abnehmen oder sofort wieder zunehmen kann doch eigentlich nicht passieren. Also Globuli besorgt und Anfang September gings los.

Anfangs immer noch skeptisch, wurde ich mit jedem abgenommenen Gramm immer zuversichtlicher, dass das tatsächlich eine Diät sein könnte, die mir wirklich hilft. Zwischendurch gab es Höhen und Tiefen wie bei jeder Diät und meine Umwelt schaute mir bei meinem Essen mehr skeptisch als überzeugt zu. Aber letztendlich konnte meine Gewichtsabnahme von 10 kg in 8 Wochen überzeugen. Inzwischen bin ich am Ende meiner Stabilisierungsphase und das, was ich nie für möglich gehalten hätte, ist eingetreten - heute Morgen hatte ich immer noch das gleiche Gewicht wie am letzten Tag der Diätphase.

Ich esse kohlenhydratarm, fettreich, kontrolliere ein wenig die Kalorien, um immer an meinem Gesamtumsatz zu liegen und fühle mich mit meinem Gewicht, das ich das letzte Mal vor 20 Jahren hatte, richtig gut. DAK ist das Beste, was mir in diesem Jahr passiert ist. Ach ja und ich werde wohl meine ganzen Diätbücher dem Reisswolf übergeben ;)“

Chris aus dem Forum www.Ketario.de

„Vor dem Anfang meiner DAK-Abnahme habe ich schon genau 48 Kg durch die kalorienarme Diät seit 01.03.2009 bis 01.03.2010 von 118 bis 70 Kg abgenommen, und dann habe ich während 1,5 Jahre versucht, den Erfolg zu bewahren. Leider wurde mein Kalorien-Gehalt immer niedriger, und jede Nahrungs-Zunahme hatte zu großer Gewichts-Zunahme geführt, bis ich etwa Mitte August dieses Jahres eine ernste Gesundheits-Krise bekam. Nach langer Suche habe ich im Amazon.de das Buch „Die Adipositas Kur" gefunden, die Rezensionen gründlich studiert und dann das Buch gekauft.

Am 21.09.2011 habe ich mit DAK angefangen. Die ersten 2 Ladetage haben zu großer Gewichtszunahme geführt, 4,4 Kg, und in einer Woche bin ich zum Anfangsgewicht von 73,2 Kg zurückgekommen.

Dann erfolgten die sehr schweren 2 Monate – oft Plateaus, Zunahme, dann stufenweise Abnahme, 2 Wochen starke Kopfschmerzen, bis ich mich im Ketario-Forum gemeldet habe und gute Unterstützung bekomme. Die Grafik lege ich bei. Positive Seiten meiner Geschichte bestehen darin, dass ich nie Hunger hatte, mein Diabetes wurde ruhig, Blutdruck gesunken, meine unterdrückte Darmfunktion von Geburt an wurde völlig korrigiert, und ich kam vorher deswegen regelmäßig ins Krankenhaus und hatte schon 2 OP's, und musste immer teure homöopathische Medikamente kaufen. Dazu hatte ich ernste Schlaf-Störungen, die jetzt völlig vorbei sind.

Ich bin 55 Jahre alt und 160 cm groß, und möchte bis auf 60 Kg durch DAK abnehmen. Wegen meines falschen Abnehmens vorher hängt meine Haut überall hässlich, und ich hoffe, dass es mit der Zeit auch verbessert wird. Ich fühle da noch Fett unter der Haut und möchte es durch DAK wegkriegen. Wenn es früher passiert, kann ich eigentlich bei 62 Kg Schluss machen, wenn aber nicht, dann mache ich DAK weiter, bis ungefähr 58 Kg als Ziel. Ich möchte das auf jeden Fall auf einmal machen, und dann nur stabilisieren. In der letzten Woche habe ich großen Erfolg erlebt, die letzten 4 Tage haben 1,9 Kg Abnahme gezeigt. Das ist ungewöhnlich, und ich freue mich sehr. Ich denke, dass mein Körper zuerst das verlorene aktive Fett und vielleicht auch Strukturfett ansammeln musste. Und jetzt ist dies vielleicht schon passiert. Auf jeden Fall bin ich sicher, dass es wirklich wirkt und freue mich, dass ich keinen Hunger mehr habe, nach 2,5 Jahren der kalorienarmen Ernährung.

Ich bin dem Autor des Buches und dem Forum insgesamt herzlich dankbar und wünsche allen vom zusätzlichen Gewicht geplagten dieses Problem von Kern anzugreifen."

Alla aus dem Forum www.Ketario.de

„Seit fast 40 Jahren (schon als Kind wurde ich zum Abnehmen "verschickt") bin ich fast ständig auf Diät bzw. mache eine Nahrungsumstellung.

WW (mehrmals), Atkins, LC, Brigitte-Diät, Metabolic, FDH, Low Fat, Magenballon, Magenband - you name it, I tried it... Habe meistens damit abgenommen aber wenn sich dann nach einer Weile nichts mehr tat, habe ich aufgegeben. Ich war schon so verzweifelt, dass ich an eine Magen-Bypass-Operation gedacht hatte.

Nun mache ich seit fast 150 Tagen die Adipositas-Kur. Meine Ergebnisse bisher:

31 kg Gewichtsabnahme; BMI von 45 auf 34,5; Oberarme (-7 cm); unter Brust (-18 cm); Taille (-16 cm); Bauch -(20 cm); Oberschenkel (-14 cm); Kniekehle (-9 cm); Waden (-7 cm)

Ich habe ein schweres Lipödem an Armen und Beinen. Selbst das hat sich verbessert. Ich habe noch einen langen Weg vor mir, aber mit der Adipositas-Kur werde ich es bestimmt schaffen."

Susi aus dem Forum www.Ketario.de

„seit 50 Jahren bin ich dick und kenne alle Diäten, Ernährungsprogramme. Nichts hat geholfen. 5 Kg abgenommen, 10 Kg wieder drauf. Im Juli 2011 suchte ich im Web nach einer erfolgreichen Diät und bin bei der Adipositas-Kur gelandet. Matze angeschrieben und sofort kam das Buch als PDF.

Es war ein Traum. Tröpfchen bestellt und 8 Tage später mit der Kur angefangen. Die Pfündchen sind nur so geschmolzen, keinen Hunger, keinen Ausrutscher in der ganzen Zeit. Nach 109 Tagen waren 25 Kg verschwunden und mein Umfang 90 cm weniger. Von Grösse XXL auf Grösse M! Ein Traum wurde war.

Alle 10 Kg weniger belohnt mich mein Mann mit Geschenken. Er ist begeistert, dass es mir wieder so gut geht. Hatte eine sehr starke Knie-Arthrose und konnte kaum noch laufen. Jetzt schwebe ich wie ein Elfchen!! Jetzt bin ich in der Stabi-Phase 3 und halte mein Gewicht. Ende Dezember fange ich mit der Kur nochmal an, um die letzten 10 Kg abzunehmen. Freue mich darauf.

Im Forum wird man liebevoll behandelt und wenn es mal nicht so gut geht mit dem abnehmen, wird man getröstet."

Novia aus dem Forum www.Ketario.de

> „Nach 9 Wochen habe ich 19 Kilo Gewicht, etliche Zentimeter Umfang und das Gefühl mich meinem Schicksal fügen zu müssen weit hinter mir gelassen. DAK hat die Weichen auch für mich neu gestellt, so dass ich inzwischen meine starken Medikamente reduzieren konnte und einen Weg gezeigt bekommen habe wie es garantiert funktioniert !!!"
>
> Schnucki aus dem Forum www.Ketario.de

Weitere Erfahrungsberichte und viele nützliche Tipps erhalten Sie im genannten Forum. Hier haben Sie auch Kontakt zum Autor dieses Buches.

Die Adipositas Kur bei Kindern und Jugendlichen

Ich habe mich entschlossen, etwas näher auf die Anwendung der Adipositas Kur bei Kindern und Jugendlichen einzugehen, da hier eine besondere Aufmerksamkeit der Umwelt und bei den betroffenen jungen Menschen selber angezeigt ist.

Mit hoher Wahrscheinlichkeit wird zuerst ein Erwachsener auf die Adipositas Kur gestoßen sein, dem nun die Aufgabe zufällt, darüber zu entscheiden, ob er diese dem jungen Menschen (seinem eigenen Kind oder einem anderen) zugänglich machen sollte und ob es überhaupt Sinn macht. Hierbei ist nicht so sehr das Alter des Kindes oder Jugendlichen heran zu ziehen, sondern eher der Reifegrad. Also ist der Jugendliche in der Lage, überhaupt zu verstehen, was bei ihm aus dem Lot gegangen ist und weshalb diese oder jene Regel einzuhalten ist. Kann man dem Kind erklären, was in seinem Hypothalamus und seinem Körper los ist und wie er / sie es wieder einregeln kann?

Kann das Kind dafür ein Verständnis aufbringen, so ist das eigentliche Alter nicht ganz so wichtig. Für ein umfassendes Begreifen sollte es allerdings meiner Meinung nach mindestens 8 bis 9 Jahre alt sein. So als Untergrenze.

Mal abgesehen davon ist wie bei den Erwachsenen eine Leidensgeschichte ganz „hilfreich". Und das ist bei immer mehr kleinen Leuten heutzutage der Fall. Ich habe mich als Kind damals schon gefragt, warum gerade ich dick bin, wo ich auch nicht mehr esse als meine schlanken Schulkameraden, die sich dazu auch noch viel weniger bewegten als ich. Das fand ich schon damals ungerecht, wurde gehänselt, war im Sport eine Niete, obwohl ich in mehreren Sport-AGs war, wie zum Beispiel Handball oder Schwimmen. Ich war nicht wirklich adipös und wäre unter den heutigen fettleibigen Kindern vielleicht gar nicht aufgefallen. Aber in der damaligen DDR gab es lange nicht so viele dicke Kinder und da war man dann in der Schule „Mode“ bei den Klassenkameraden.

Es wird heutzutage schon immer normaler, als Kind übergewichtig oder gar fett zu sein, doch ist der individuelle Leidensdruck sicher nicht kleiner geworden. Halten wir also fest, wenn das Kind oder der Jugendliche bereits unter seiner Situation leidet und etwas ändern möchte, ist die erste Voraussetzung erfüllt. Das gilt im Übrigen auch für Erwachsene. Ohne Leidensdruck wird es wahrscheinlich nicht funktionieren.

Zweitens, wenn Sie das Kind ansprechen, und ihm / ihr die Hintergründe erklären und was die Lösung sein könnte, bekommen Sie Aufschluss darüber, wie reif es reagiert und wie es die Informationen bereits verarbeiten kann. Versuchen Sie nicht, den jungen Menschen zu überreden oder gar zu nötigen, wenn sie merken, dass die Resonanz ausbleibt. Dann ist es noch nicht so weit. Das Einzige, was Sie in dieser Situation machen können ist, mit Ihrem guten Beispiel die Möglichkeit aufzuzeigen und gegebenenfalls ein paar Informationen zu geben. Und bieten Sie Ihre Hilfe an, wenn es Fragen haben sollte. Mehr nicht. Es wird entweder einen Nachdenkprozess auslösen oder auch nicht. Die Motivation muss letzten Endes vom jungen Menschen ausgehen. Wie beim erwachsenen Kurenden eben auch.

Wenn aber Punkt 1 und Punkt 2 erfüllt sind, also der Leidensdruck und die Reife vorhanden sind, dann geben Sie dem Kind dieses Buch und erklären Sie ihm / ihr mit eigenen verständlichen Worten, was Sie bereits wissen. Möglicherweise sind einige Formulierungen hier noch nicht ganz kindgerecht, so dass es einer oder mehrerer Erklärungen bedarf.

Sagen sie ihm / ihr auch, dass es einer gewissen Disziplin bedarf, in Bezug auf die Einnahme des hHCG und der Durchführung der Diät und fragen Sie, ob es bereit ist, dies auch einzuhalten. Mit Ihrer Unterstützung natürlich.

Wichtig ist in dem Zusammenhang auch, ob der behandelnde Arzt damit einverstanden ist und dem Kind eine ansonsten gute Gesundheit bescheinigt. Kinder sind neben unserer eigenen Gesundheit unser wichtigstes Gut und wir sollten sie auf keinen Fall in irgendeiner Weise gefährden.

Wenn es sich um Ihr eigenes Kind handelt, kaufen Sie die benötigten Mittel ein und führen Sie mit ihm / ihr gemeinsam diese Kur durch. Das heißt, begleiten Sie es den ganzen Weg hindurch, damit es mit seinen Fragen nicht allein ist. Gerne coache ich auch persönlich, wenn es gewünscht wird.

Setzen Sie sich gemeinsam realistische Ziele für die Abnahme. Ob in einem Rutsch oder in mehreren Runden, bestimmen Sie am besten je nachdem, wie der Kurverlauf ist und das Kind das Ganze für sich persönlich als angenehm empfindet.

Wenn Sie für das Kind kochen oder die Speisen zubereiten, dann nehmen Sie es ruhig bei der Vorbereitung mit hinzu und erklären Sie die Vorzüge der gesunden Kost. Dümmer werden sie dadurch sicher nicht. Kleinere und einfache Sachen kann das Kind auch alleine zubereiten. Es fühlt sich so ernst genommen und kann Erfolgserlebnisse sammeln sowie wichtige Erkenntnisse für die Zeit nach der Kur sammeln.

Vielleicht können Sie mit dem Kind auch einige sportliche Aktivitäten planen und durchführen.

Hilfreich kann es auch sein, wenn Sie in der Zeit selber die Kur durchführen und das Kind quasi mitmacht. Ich könnte mir auch kleine Gruppen von Erwachsenen und Kindern vorstellen, die gemeinsam kuren. Auf jeden Fall bin ich an Erfahrungen und Erkenntnissen interessiert, die ich möglicherweise in einem weiteren Buch verarbeiten könnte, welches sich speziell mit dem Thema Kinder und Adipositas Kur beschäftigt.

Da bei Kindern und Jugendlichen die Adipositas-Disposition noch nicht all zu lange besteht, ist die Chance größer, die Störung im Hypothalamus schneller und langfristiger zu korrigieren. Ein Versuch ist es bei Vorhandensein der oben genannten Voraussetzungen auf jeden Fall wert.

Die Adipositas Kur Checkliste

Diese Kur wird viel besser ablaufen, wenn Sie sie vorausplanen und sich vorbereiten. Hier ist eine Liste, damit Sie nichts vergessen oder übersehen.

1. Lesen Sie dieses Buch in allen Teilen vollständig durch, auch mehrmals kann nicht schaden. Laden Sie sich auch die vollständige Übersetzung von Dr. Simeons Werk als PDF herunter.

2. Machen Sie ein Vorherbild von sich. Sie werden froh sein, dies gemacht zu haben, weil Sie dann mit dem Nachherbild vergleichen können.
3. Nehmen Sie vorab Ihre Maße. Wenigstens den Bauchumfang über dem Nabel. Mit jedem Kilo sollten Sie einen Zentimeter verlieren. Ist aber nicht gesagt, es kommt auf Ihre Statur an. Ich habe nur einen halben Zentimeter pro Kilogramm abgenommen.

4. Suchen Sie sich Gleichgesinnte im Internet http://www.ketario.de/viewforum.php?f=37

5. Werden Sie sich über Ihre persönliche Bereitschaft klar. Beantworten Sie sich die folgenden Fragen:

    a) Schaffen ich es, das Programm für die erforderliche Zeit durchzuhalten?
    b) Wie leicht kann ich das Programm in mein alltägliches Leben einbauen?
    c) Welche Opposition oder Unterstützung werden ich von Familie und Freunden haben?
    d) Unterstützt mich mein Arzt?
    e) Mache ich die Kur alleine oder mit meinem Arzt zusammen?
    f) Habe ich genug Geld, mir alles Notwendige zu kaufen?
    g) Habe ich genug Zeit, um eine Runde zu vollenden?
    h) Bin ich wirklich bereit, mein Leben zu verändern?
    i) Wieviel Gewicht will ich verlieren?
    j) Wieviel HHCG benötige ich dafür?
    k) Wieviele Runden werde ich benötigen?
    l) Welche wichtigen Ereignisse, wie Urlaube oder Feierlichkeiten liegen in der Zeit der Kur an?

6. Bestellen Sie das homöopathische HCG

http://www.die-adipositas-kur.de/aktuell

7. Erwägen Sie die Einnahme von hochwertigen Mikronährstoffen für die optimale Zellversorgung, die Hautrückbildung, die Entgiftung Ihres Organismus und des Hypothalamus.

Informationen ab Seite 155.

8. Kaufen Sie eine Küchenwaage und eine Personenwaage, wenn noch nicht vorhanden. Nehmen Sie die Personenwaage mit, wenn Sie auf Reisen gehen. Jedenfalls in der Diät- und Stabilisierungsphase. Das ist sehr wichtig, um Ihr Gewicht kontrollieren zu können und gegebenenfalls gegensteuern zu können.

9. Kaufen Sie alle Dinge ein, die Sie für die Kur benötigen. (siehe oben). Denken Sie daran, auch die Lieferzeiten bei Onlinebestellungen einzukalkulieren.

10. Bereiten Sie sich geistig auf die Diätphase vor.

11. Planen Sie Ihre Mahlzeiten der Diätphase für mindestens die erste Woche. Kochen und braten Sie die Proteinquelle am besten einmal in der Woche für die kommende Woche, und frieren Sie das ein, was Sie nicht heute oder morgen essen. So brauchen Sie sich nur noch um frisches Gemüse und Obst zu kümmern.

12. Benutzen Sie die Exceldatei für Ihre Gewichtsprotokollierung und die Mahlzeitenplanung.

13. Entscheiden Sie, ob Sie alle fett- oder ölhaltigen Stoffe auf Ihrer Haut und in Ihrer Ernährung vermeiden und sich an die Diätempfehlungen von Dr. Simeons halten oder ob Sie den lockereren Anweisungen der Adipositas Kur folgen wollen.

14. Setzen Sie sich Zwischenziele für die Gewichtsabnahme.

15. Beginnen Sie die hHCG-Einnahme.

16. Wiegen Sie sich jeden Tag nach dem Aufstehen und nachdem Sie die Blase geleert haben und tragen Sie die Ergebnisse in die Exceltabelle ein.

17. Essen Sie an den ersten beiden Tagen so viel Fett, wie Sie können.

18. Beginnen Sie die 500 bis 700-Kalorien-Diät an Tag drei.
19. Wenn Sie wahrscheinlich eher weniger essen oder nicht auf die angepeilte Tageskalorienzahl kommen (ja, das gibt es auch), dann essen Sie auf jeden Fall Ihre Proteinportion, da Sie sonst Muskelmasse verlieren.

20. Wenn Ihr Gewicht für vier Tage gleich bleibt, können Sie einen Apfeltag einlegen.

21. Halten Sie sich strikt an den Plan. Sonst könnten Sie Hunger bekommen und nicht wie gewünscht abnehmen.

22. An manchen Tagen werden Sie sich eventuell nicht so gut fühlen und ein hungerartiges Gefühl entwickeln, weil Ihr Magen sich nicht so gut gefüllt anfühlt. Nehmen Sie das L-Glutamin. Es hilft, über solche Phasen hinwegzukommen.

23. Beginnen Sie, sich geistig auf die Stabilisierungsphase einzustellen.

24. Planen Sie die Mahlzeiten für die Stabilisierungsphase ohne raffinierten Zucker oder Stärke. Fett und gutes Himalaya-Salz oder irgendetwas anderes wird nicht limitiert. Insbesondere essen Sie viel mehr Protein, da zu Beginn der Stabilisierung ein Proteinmangel herrschen könnte und sie wieder zunehmen könnten.

25. Notieren Sie Ihr Gewicht am letzten Tag der hHCG-Einnahme.

26. Essen Sie hauptsächlich nach Atkins Phase 1.

27. Setzen Sie die 700-Kaloriendiät für 48 Stunden nach der letzten hHCG–Einnahme fort. Sie können in diesen beiden Tagen weiter Gewicht verlieren.

28. Setzen Sie die 700-Kaloriendiät danach NICHT fort. Es ist wichtig, **viel** mehr und insbesondere für drei Wochen viel Protein zu essen. Keine Angst vor Fett. Verwenden Sie vollfette Produkte, keine fettarmen oder fettfreien.

29. Wiegen Sie sich täglich in der Stabilisierungsphase.

30. Wenn Sie mehr als 2 Pfund über Ihrem Gewicht liegen, das Sie am letzten Tag der hHCG-Einnahme hatten, müssen Sie einen Steak-Tag einlegen. Warten Sie nicht! Tun Sie es an diesem Tag.

31. Wenn Sie vermuten, dass Sie Wasser einlagern durch ungenügende Proteinzufuhr, machen Sie den Eier-Steak-Käse-Tag.

32. Fügen Sie nach den drei Wochen Stabilisierung in der Austestungsphase allmählich Zucker und Stärke zu Ihren Mahlzeiten hinzu. Tun Sie das für mindestens drei Wochen, bevor Sie eine neue Runde der Adipositas-Kur beginnen.

Downloads und Links

Die englische Originalversion von Dr. Simeons Pound and Inches

http://trimr.de/15RM

Aktuelle Versionen der Adipositas-Kur und Exceltabelle

Eine aktuelle Version der Adipositas-Kur können Sie jederzeit bei mir erfragen: die-adipositas-kur@gmx.de Bitte Kaufdatum bereit halten.

Link: Nahrungs- und Gewichtsrechner (Excel) für die Adipositas Kur

Paperback-Leser bitte die URL in Ihren Internetbrowser übertragen. Der Download startet dann sofort. Link:

http://trimr.de/15RN

Bitte benutzen Sie einen anderen Browser als den *Mozilla Firefox*, da hier nur Hieroglyphen erscheinen werden. Mein Tip ist der Browser Google Chrome. Für alle Links in diesem Buch gilt, dass einer Ihrer Browser als Standardbrowser vereinbart sein muss.

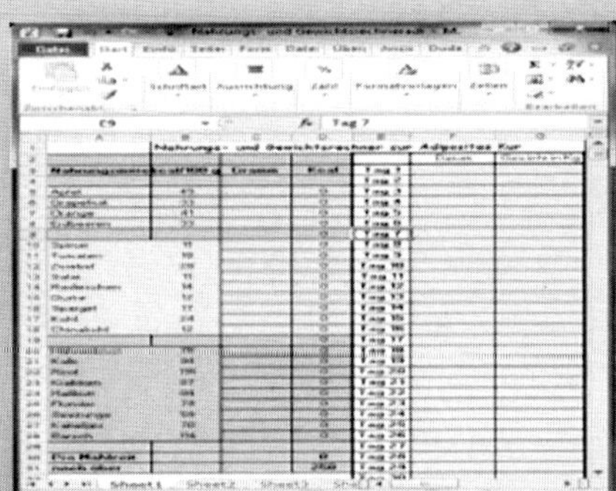

Besorgungen

Homöopathisches HCG Link: http://7.ly/naE

Lavera Neutral Dusch-Shampoo
Link: http://trimr.de/15RQ

Halit Salz Link: http://trimr.de/15RR

Umkehrosmoseanlage Link: http://trimr.de/15RV

100 % pures L-Glutaminpulver
Link: http://trimr.de/15RW

Stevia Fluid zum Süßen Link: http://trimr.de/15RC

Stevia Konzentrat Link: http://7.ly/ngK

Die Adipositas-Kur im englischsprachigen Internet

Kevin Trudeau erklärt die Weight Loss Cure
Link: http://trimr.de/15S0

Mahlzeitenzubereitung Link: http://trimr.de/15S2

HCG Protokoll GyroplaneFan Link: http://trimr.de/15S3

Motivationsvideo männlich Link: http://trimr.de/15S4

HCG Studien Link: http://trimr.de/15RJ

HCG Dieters Yahoo Group Link: http://trimr.de/15S6

... und es gibt noch eine Menge mehr dort draußen

Statistik

Liebe Leserin, lieber Leser!

Dieser Abschnitt befasst sich mit den einzelnen Phasen meiner Abnahme von 188 kg auf unter 90 kg innerhalb von 313 Tagen. Bitte denken Sie nicht, dass es sich hier um 'trockene Materie' handelt. Die Abschnitte sind grob in 10 kg – Schritte aufgeteilt und haben alle ihre Besonderheiten. Diese wahrzunehmen, wird Ihnen helfen, bei Ihrer eigenen Kur eventuelle Fallstricke zu erkennen und zum Beispiel mit Gewichtsstillständen besser umgehen zu können. Denn, wenn Sie nicht abnehmen, behält ihr Körper gerade Wasser zurück, welches er für die Auflösung und Ausschwemmung der Fettzellen benötigt. Er nimmt jetzt messbare Umfangszentimeter ab aber nicht zwangsläufig auf der Waage sichtbares Gewicht.

Also lassen Sie uns beginnen:

Von 188 auf 180 - Die Reise beginnt - mit einer Gewichtszunahme

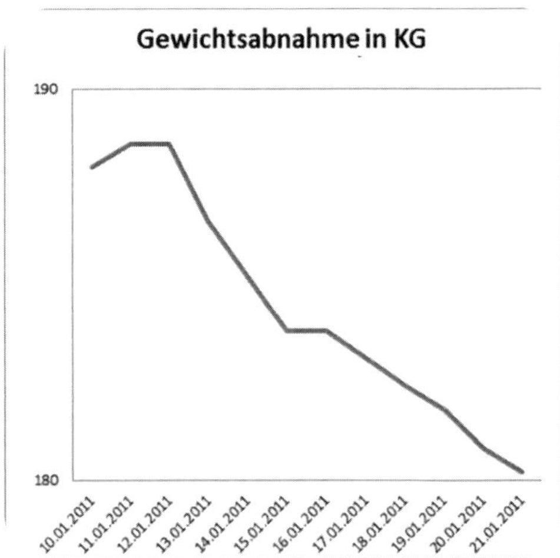

Dauer der Phase: 12 Tage / 10. Januar - 21. Januar 2011
Gewicht: 188 kg
Bauchumfang: 160 cm
Tage mit Gewichtsstillstand: 1

An den beiden Ladetagen habe ich viele fettige Sachen gegessen. Und Schokolade, Kuchen usw. Genau kann ich es gar nicht mehr sagen. Aber ich hatte schon gar keinen Hunger mehr und keine große Lust mehr, so viel in mich reinzustopfen, da ich schnell mit der Kur beginnen wollte. Das hHCG habe ich an diesen ersten Tagen natürlich auch schon genommen. Es braucht zwei Tage, bis ein genügend hoher Spiegel hHCG im Blut vorhanden ist, damit man an den restlichen Tagen der Kur keinen Hunger verspürt.

Die beiden Ladetage brachten einen Gewichtszuwachs von 600 g auf der Waage. Dieser war aber schnell wieder runter, und ich hatte an fast jedem der folgenden Tage eine Gewichtsabnahme zu verzeichnen. Nach 12 Tagen waren 8 kg weg. Sicher war es erst mal viel angestautes Wasser, das raus musste. Da ich jahrelang gar nicht mehr abgenommen hatte, empfand ich auch das schon als eine außerordentliche Erleichterung.

Meine Laune war von Euphorie geprägt. Ich hatte zwar in den ersten Wochen leichtes Unwohlsein und Hüngerchen, was aber doch aufgrund der Gewichtsabnahme und der Hoffnung auf eine schlanke Zukunft zu ertragen war.

Von 180 auf 170 kg - Es geht rasant bergab

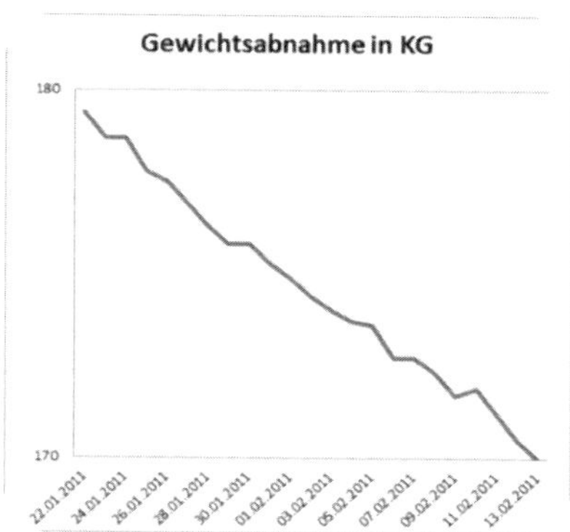

Dauer der Phase: 23 Tage / 22. Januar - 13. Februar 2011
Tage mit Gewichtsstillstand: 3
Tage mit höherem Gewicht als am Vortag: 1

Es geht rasant weiter. 23 Tage für 10 kg ist eine Wahnsinnsgeschwindigkeit. Naja, mein Körper hat viel abzuwerfen, und das hHCG veranlasst den Hypothalamus - neben der Ernährung aus der krankhaft angelagerten Körperfettmasse - auch viel dadurch gespeichertes Wasser mit hinaus zu befördern. Mein Wohlbefinden hat sich massiv gesteigert. Die Bewegungen fallen mir leichter. Meine Aktivität im Alltag wächst. Grandios.

Der Körper hat jetzt mehrere Aufgaben. Einmal die Entleerung und Nutzung der Energieressourcen der Fettzellen. Zum Anderen beginnt er damit, die geleerten Fettzellen aufzulösen und auszuschwemmen. An solchen Tagen behält er dafür Wasser zurück, um dieses am nächsten Tag wieder auszuscheiden. Die Hauptaufgabe besteht aber momentan noch in der Entleerung der Fettzellen.

Von 170 auf 160 - weiterhin schnelle Gewichtsabnahme

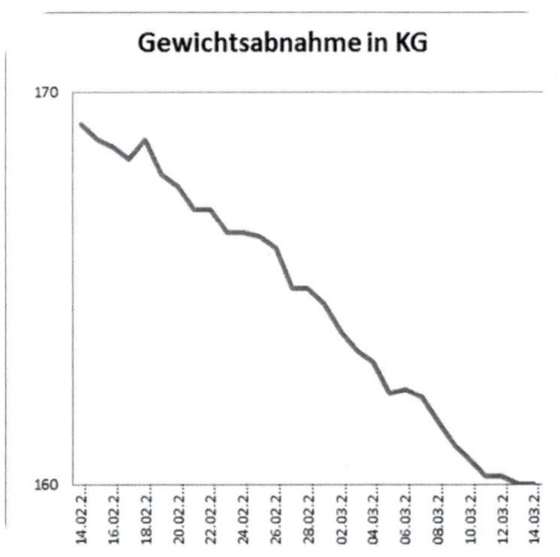

Dauer der Phase: 29 Tage / 14. Februar - 14. März 2011
Tage mit Gewichtsstillstand: 5
Tage mit höherem Gewicht als am Vortag: 1
Bauchumfang: 145 cm am 11. März 2011 gemessen

Die Anzahl der Tage mit einem Gewichtsstillstand ist leicht angestiegen. Auch ein Tag mit höherem Gewicht ist zu verzeichnen. Ich weiß aber beim besten Willen nicht mehr, was die Ursache gewesen sein könnte. Die üblichen Verdächtigen sind: eine Wasseransammlung durch zu viel anstrengende Bewegung, der Kontakt mit Fett über die Haut oder aber auch der Genuss einer nicht zur Kur gehörenden Substanz. Dies kann ich aber nach bestem Wissen und Gewissen ausschließen. Ich tippe auf ein Mehr an Bewegung, weil ich meine neu gewonnene Mobilität getestet habe.

Der Tag 62 (der 12. März 2011) markierte eine Veränderung des Abnahmeverlaufes. Bisher hatte ich immer mehr als 1 US-Pfund pro Tag im Schnitt abgenommen - eher überdurchschnittlich viel. Danach lag ich mit meiner Abnahme unter dem Durchschnitt. Die Gerade bildet die Soll-Abnahme von 1 US-Pfund ab. Die kurvige Linie markiert die Ist-Abnahme. Schnittpunkt der beiden war an Tag 62. Diese Entwicklung war aber zu erwarten und ist daher vollkommen normal.

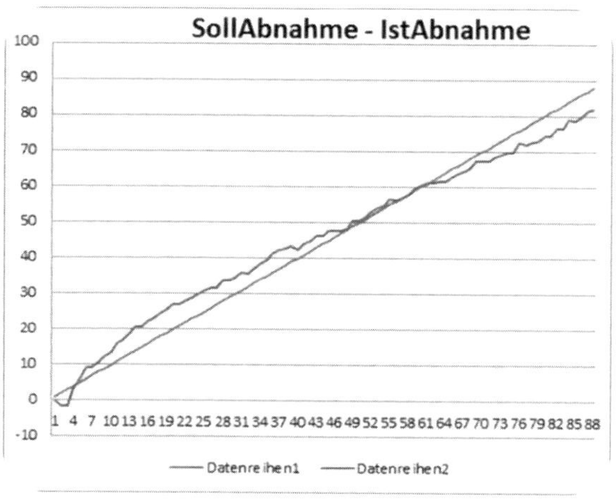

Die Gründe für eine Verlangsamung der Abnahmegeschwindigkeit liegen in der Verringerung des Grundumsatzes durch das bereits abgenommene Gewicht. Der Körper verbraucht in Ruhe immer weniger Energie, da er nicht mehr so ein hohes Gewicht mit sich herumschleppen muss. Das heißt andererseits, wenn man weiter schnell abnehmen möchte, dass man seinen Gesamtumsatz durch mehr Bewegung erhöhen mag/kann/soll/muss/darf. Demgegenüber steht die Wassereinlagerung des Körpers, wenn er zu sehr angestrengt wird. Das Geheimrezept liegt in einer langsamen Steigerung der Belastung. Oder man akzeptiert gelassen die kleineren Gewichtssprünge.

Von 160 auf 150 – wieder schnellerer Gewichtsverlust

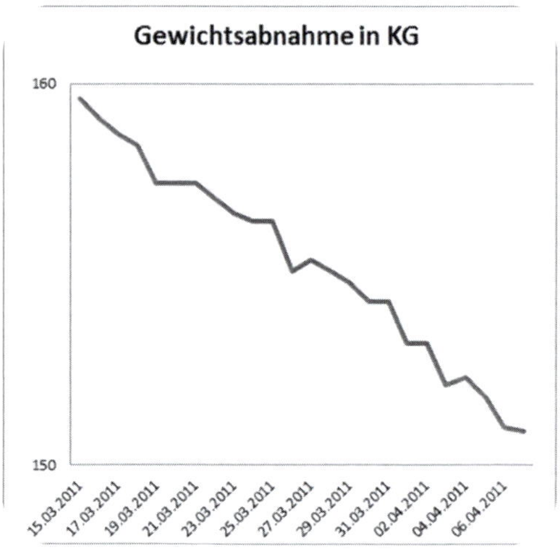

Dauer der Phase: 24 Tage / 15. März - 7. April 2011
Tage mit Gewichtsstillstand: 4
1 mal 3 Tage das gleiche Gewicht hintereinander
2 mal 2 Tage das gleiche Gewicht hintereinander
Tage mit höherem Gewicht als am Vortag: 1

Hat man viel Gewicht zu verlieren, dann geht die Gewichtsabnahme in den ersten Wochen relativ schnell. Ich war eigentlich erstaunt, dass ich nach den vorhergehenden 29 Tagen jetzt nur 24 Tage für die nächsten 10 kg gebraucht hatte. Meine Erklarung dafür war, dass mein Körper schon früher mal eine längere Zeit in der Gewichtsregion zwischen 160 bis 170 kg zugebracht hatte, und es daher ein Gewichtsniveau war, bei dem der Hypothalamus jetzt mehr zu kämpfen hatte als in der anderen Phase.

Von 150 bis 140 – ab jetzt wird's zäher

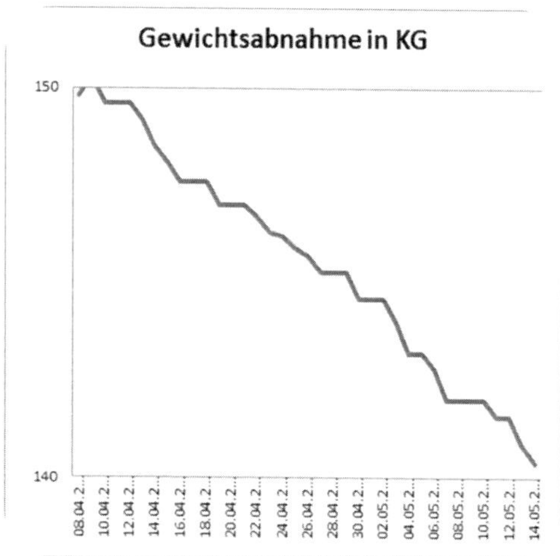

Dauer der Phase: 37 Tage / 8. April - 14. Mai 2011
Tage mit Gewichtsstillstand: 15
1 mal 4 Tage das gleiche Gewicht hintereinander
2 mal 3 Tage das gleiche Gewicht hintereinander
5 mal 2 Tage das gleiche Gewicht hintereinander
Tage mit höherem Gewicht als am Vortag: 1
Bauchumfang: 135 cm gemessen am 1. Mai 2011

Diese Phase war geprägt von Unwohlsein aufgrund einer erhöhten Entgiftung des Körpers. Man darf nicht vergessen, dass in Fettzellen nicht nur enorm viel Energie gespeichert ist, sondern es werden dort auch jede Menge Gifte eingelagert, die bei Aufschließung und Abtransport der Zellen freigesetzt werden und den Körper temporär rückvergiften können. Das war für mich verbunden mit Kopfschmerzen, einer Art Benommenheit. Also richtige Sch... tage.

Aber ich durfte erfahren, dass solche Tage auch vorbeigehen, und die Sonne wieder lacht. Ich habe mich ja nicht die ganze Zeit schlecht gefühlt. Aber es gab auch Tage, an denen ich dachte: „Wie lange halte ich das noch aus?“ Ein merkwürdiges Phänomen war für mich auch, dass ich Tage dabei hatte, an denen ich von der Menge her eigentlich genug gegessen hatte, aber mental im Kopf einfach nicht satt zu kriegen war. Solche Phasen hatte ich jedoch auch schon, als ich noch keine Kur gemacht hatte. Nach Tagen, an denen es mir schlecht ging, hatte ich - wie zum versöhnlichen Ausgleich - am nächsten Tag meist auch wieder eine Abnahme auf der Waage zu verzeichnen.

Der Körper hat an solchen Tagen sehr viele Aufgaben zu erledigen. Da hilft es, ihn mit vielem Trinken von Wasser zu unterstützen. Auch L-Glutamin kann etwas Linderung verschaffen.

Es wird aber einfacher, auch schon aufgrund des fallenden Gewichts. Wichtig ist, jetzt durchzuhalten.

Von 140 bis 130 - kürzer aber mehr Stillstand

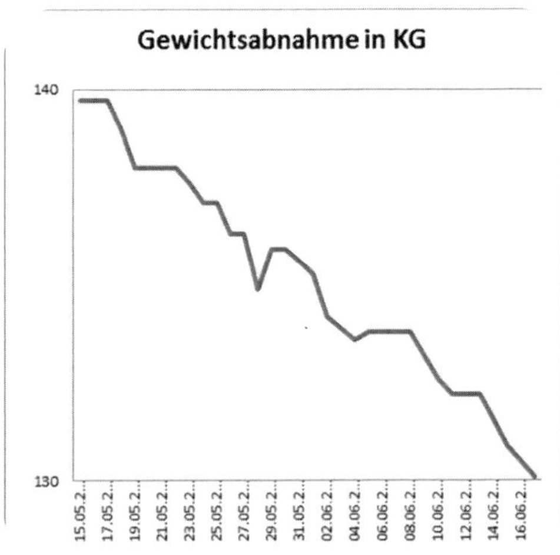

Dauer der Phase: 34 Tage vom / 15. Mai - 17. Juni 2011
Tage mit Gewichtsstillstand: 14
3 mal 4 Tage das gleiche Gewicht hintereinander
2 mal 3 Tage das gleiche Gewicht hintereinander
1 mal 2 Tage das gleiche Gewicht hintereinander
Tage mit höherem Gewicht als am Vortag: 2
Bauchumfang: 128 cm gemessen am 11. Juni 2011

Diese Phase ist mit 34 Tagen zwar kürzer als die vorherige, hat aber mit 14 Tagen Gewichtsstillstand zum Vortag eine leicht höhere Rate. Je länger die Kur dauert, desto längere Gewichtsstillstände gibt es. Das war zu erwarten. Übrigens würde das gleiche Phänomen auftreten, wenn Sie mehrere Runden der Adipositas Kur machen, wie es bei Dr. Simeons und echtem HCG notwendig ist. Also gleichgültig, ob Sie Pausen machen oder in einem Rutsch das Gewicht verlieren - die Abnahme wird sich verlangsamen. Unter Umständen so verlangsamen, dass Sie am Ende denken, es tue sich gar nichts mehr. Wenn Sie auch extrem übergewichtig sind, dann lassen Sie sich nicht entmutigen. Es geht irgendwann weiter. Und Sie bekommen eine größere Gelassenheit, je öfter Sie einen Gewichtsstillstand hinnehmen mussten. Sie werden diese Gelassenheit später noch brauchen, denn es kann - wie bei mir - noch 'heftiger' werden

Von 130 auf 120 - die Stillstände werden länger und insgesamt häufiger

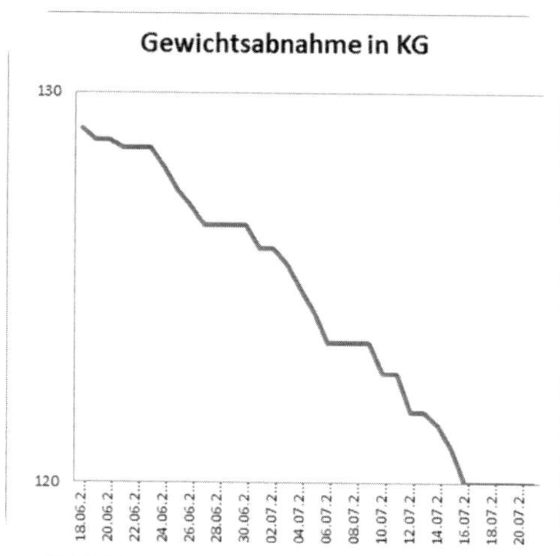

Dauer der Phase: 34 Tage / 18. Juni - 21. Juli 2011
Tage mit Gewichtsstillstand: 18
1 mal 6 Tage das gleiche Gewicht hintereinander
2 mal 4 Tage das gleiche Gewicht hintereinander
1 mal 3 Tage das gleiche Gewicht hintereinander
4 mal 2 Tage das gleiche Gewicht hintereinander
Bauchumfang: 118 cm gemessen am 12. Juli 2011

Diese Phase ist geprägt von häufiger werdenden Gewichtsstillständen und einem Plateau von 6 Tagen. Das mag damit zusammenhängen, dass sich das unter der Haut liegende Fettgewebe in den letzten Wochen massiv entleert, und vom Körper zeitweise einfach mehr Wasser für die Auflösung und Ausschwemmung der Zellen zurück gehalten wird. Nach den Stillständen kommt es regelmäßig zu einem Gewichtsrutsch nach unten. Auch in dieser Phase war bei mir wieder ein altes Gewichtsniveau erreicht, um welches der Hypothalamus kämpfen musste, um es dann zu unterschreiten. Es war ein alter Set-Point, der nach dem gewonnen Kampf als neuer vorläufiger Set-Point angenommen wird.

Es kommt bei einem Plateau auch häufiger zu kleineren Gewichtsschwankungen nach oben. Ich habe mir deshalb angewöhnt, nur noch die letzten Tiefstände zu notieren und nicht mehr jede kleine Schwankung nach oben. Die waagerechten Linien sind also nicht zwangsläufig so starr zu sehen. Wenn Sie sich einen kleinen Wellenritt oben drauf vorstellen, dann kommt es der Wahrheit schon sehr nahe.

Von 120 auf 110 – Urlaub ohne Waage

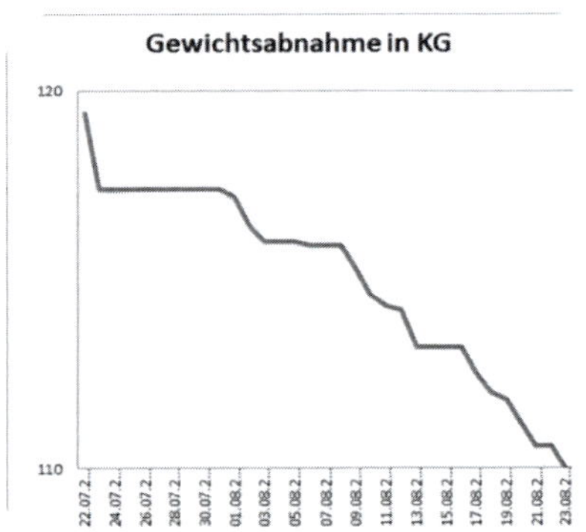

Dauer der Phase: 33 Tage / 21. Juli - 23. August 2011
Tage mit Gewichtsstillstand: 16
1 mal 9 Tage das gleiche Gewicht hintereinander
1 mal 4 Tage das gleiche Gewicht hintereinander
2 mal 3 Tage das gleiche Gewicht hintereinander
1 mal 2 Tage das gleiche Gewicht hintereinander

Da meine Kur ein wenig länger dauerte, dafür aber mit Hunger und Qual nichts zu tun hatte, kam auch schon der Sommer und somit die Urlaubszeit heran. Wir verbrachten unsere Urlaubszeit an der Ostsee. Zu Beginn der Kur wäre ich niemals schwimmen gegangen. Aber jetzt traute ich mich schon und stürzte mich in die Fluten. Obwohl noch einiges an Fett am Körper war, und sich die Brüste noch nicht zurück gebildet hatten, - Augen zu und durch - genoss ich das Schwimmen. Meine Waage, sonst mein ständiger Begleiter und Freund, hatte ich zu Hause gelassen. Daher sind die Werte für die Abnahme nach 10 Tagen Urlaub auf die einzelnen Tage verteilt. In diesen Urlaubstagen habe ich ca. 6 kg Gewicht verloren. Das ist schon erstaunlich. Ich denke, dass es damit zusammenhängt, das Urlaub doch etwas entspannter ist, als normaler Diätalltag.

Von 110 auf 100 – Voller Körpereinsatz für ein besseres Erscheinungsbild

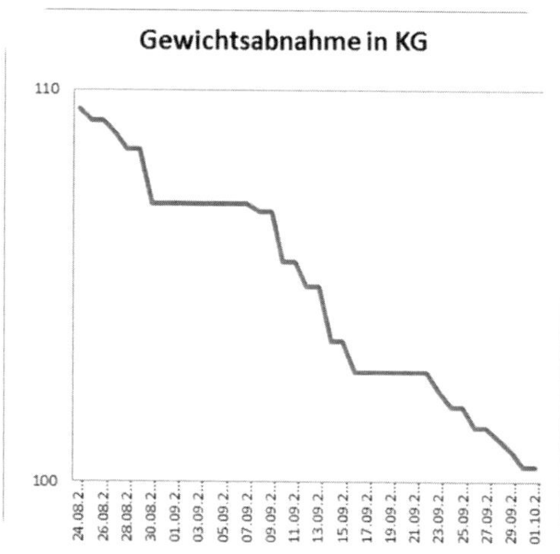

Dauer der Phase: 39 Tage / 23. August - 1. Oktober 2011
Tage mit Gewichtsstillstand: 24
1 mal 9 Tage das gleiche Gewicht hintereinander
1 mal 7 Tage das gleiche Gewicht hintereinander
7 mal 2 Tage das gleiche Gewicht hintereinander

In dieser Phase gab es zwei sehr lange Perioden, in denen das Gewicht stabil blieb. Dieser Abschnitt dauerte auch die bisher längste Zeit im Vergleich zu den anderen Plateaus. Zu erklären ist dies durch meine seit September bestehende Mitgliedschaft in einem Fitness-Studio, das ich alle zwei Tage (auch an den Wochenenden) frequentiere. Dies sollte ein Ausgleich dafür sein, dass ich jetzt im Herbst nicht mehr so viel mit dem Fahrrad fahren kann. Außerdem soll das gesamte Muskel- und Skelettsystem nach langen Jahren der Vernachlässigung wieder aufgebaut werden. Ich trainiere abwechselnd alle Körperpartien und merke auch schon einen deutlichen Muskelzuwachs. Da Muskeln schwerer sind als Fett, ich aber trotzdem weiterhin Fett verliere, gleicht sich das Gewicht zeitweise aus. Ich habe mich für diesen Weg entschieden, weil ich es vorteilhafter finde, einen definierten Körper zu haben, als nur Fett und Gewicht zu verlieren.

Von 100 auf unter 90 – Hartnäckigkeit zahlt sich aus

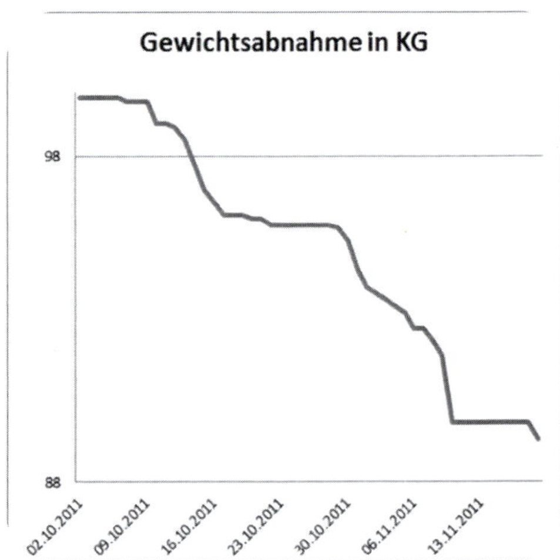

Dauer der Phase: 49 Tage / 2. Oktober - 19. November 2011
Tage mit Gewichtsstillstand: 25
1 mal 9 Tage das gleiche Gewicht hintereinander
1 mal 7 Tage das gleiche Gewicht hintereinander
1 mal 5 Tage das gleiche Gewicht hintereinander
2 mal 3 Tage das gleiche Gewicht hintereinander
3 mal 2 Tage das gleiche Gewicht hintereinander
Bauchumfang: 95 cm gemessen am 19. November 2011

Es ist fast geschafft. Und doch war diese Phase eine, die mir noch mal zwei lange Plateaus beschert hat. Auf diesem Level muss ich früher schon mal länger verharrt haben. Vielleicht in der Jugend. Auch hat mich eine starke Grippe in dieser Zeit heftig beschäftigt, sowie die anschließende Renovierung unserer Wohnung, während der ich mich eine Woche lang nicht gewogen habe. Am Ende der Baumaßnahmen hatte ich dann eine Gewichtsabnahme zu verzeichnen. Es ist übrigens keine schlechte Idee, sich nur einmal in der Woche zu wiegen.

Allerdings war ich meist sehr neugierig und gespannt, was die Waage am nächsten Morgen wieder anzeigt. Und wenn es mal lange keine Abnahme gab, dann war ich nur in der Anfangszeit verunsichert und genervt. Mit der Zeit hatte ich mich daran gewöhnt und akzeptierte die Stillstände und blieb gelassen. Lesen Sie sich das immer mal wieder durch, wenn Sie möglicherweise gerade an einem hartnäckigen Plateau zu knabbern haben. Es geht immer weiter voran! Nur Geduld.

Ein Grund für ein langes Plateau kann auch sein, dass sie vielleicht mehrere Tage nicht auf die Toilette gehen können. Dadurch sammelt sich im Darm eine Menge an, die natürlich auch etwas wiegt. Sie nehmen an Fett ab, aber der Darminhalt vermehrt sich und das Gewicht stagniert.

Wenn Sie auf das Diagramm (100 – 90) schauen, dann sehen Sie am Ende einen rasanten Gewichtsverlust. Es waren sogar an einem Tag 2 kg, die mich unter 90 kg haben kommen lassen. Grund dafür waren nach langer Zeit mal wieder voluminöse feste Stuhlgänge.

Vorher – Nachher - Bilder

„Ein Bild sagt mehr als 1000 Worte." Sicher kennen Sie diesen Satz - und genauso ist es. Dieses Buch hat sich explosionsartig verkauft, nachdem ich bei Amazon und auf der Webseite Bilder meiner Odyssee eingestellt hatte. Und da Dr. Simeons schreibt, dass nur Bilder ohne Kleidung aussagekräftig sind, habe ich solche auch angefertigt. Das ist natürlich peinlich für mich, besonders bei den „dicken" Bildern. Besonders wenn man bedenkt, dass ich damals so noch nicht mal ins Schwimmbad gegangen bin! Und nun zeige ich mich öffentlich. Aber nur so können Sie die Entwicklung am besten mitverfolgen - und sich daraus Motivation und Gewissheit holen, dass die Adipositas-Kur wirklich funktioniert.

Nichtsdestotrotz habe ich aber auch noch ein paar (nicht viele) 'angezogene' Bilder aus meiner schweren Zeit.

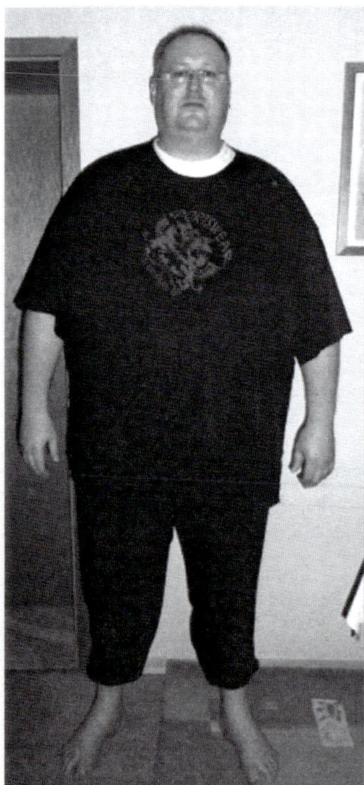

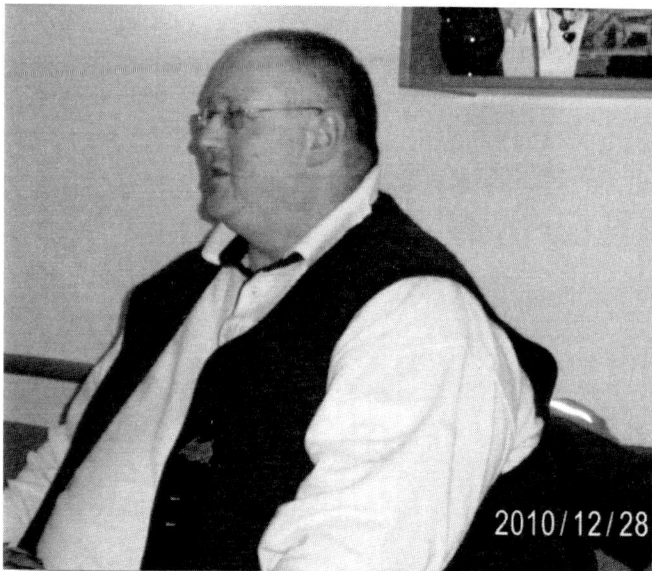

Und hier nun die Referenzbilder vom 1. Tag der Adipositas Kur im Januar 2011.

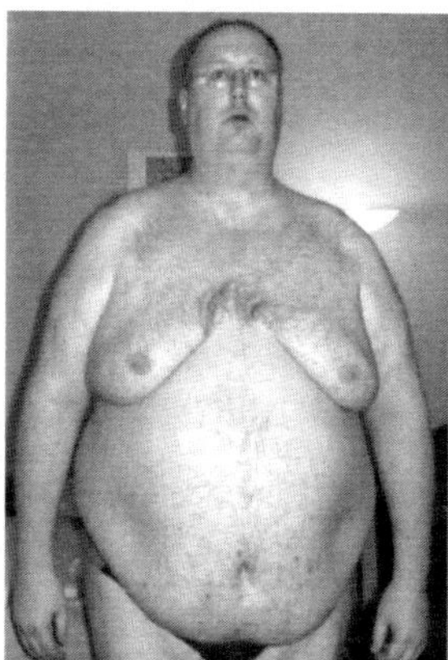

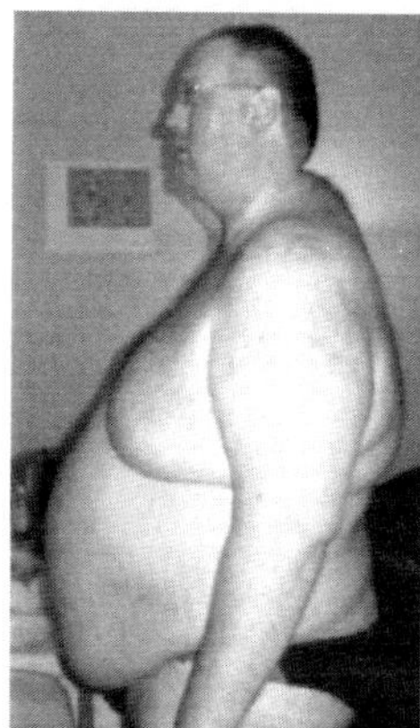

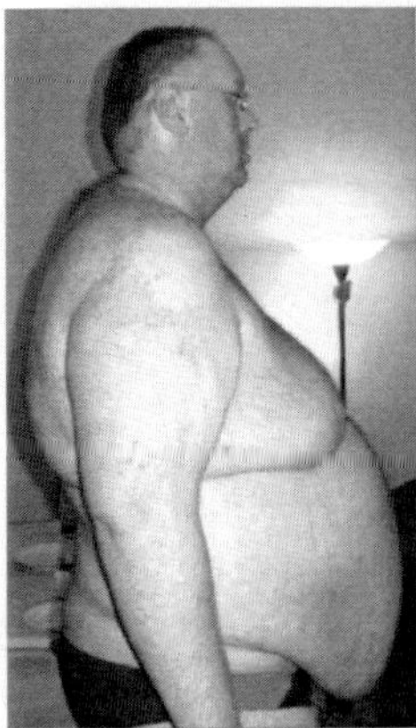

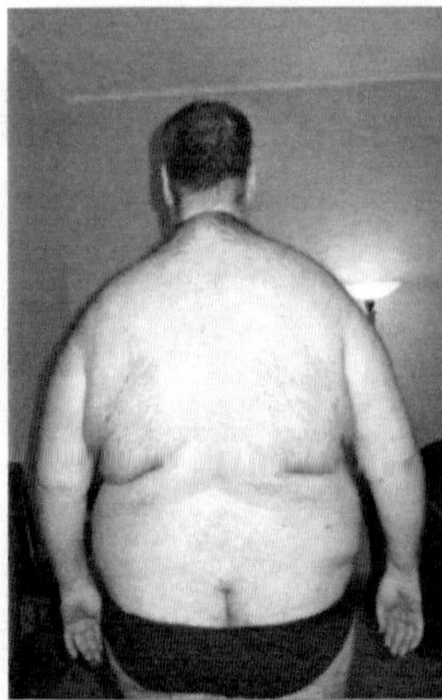

Und hier die Bilder vom Ende der Diätphase nach einer Abnahme von knapp 100 kg innerhalb von 313 Tagen.

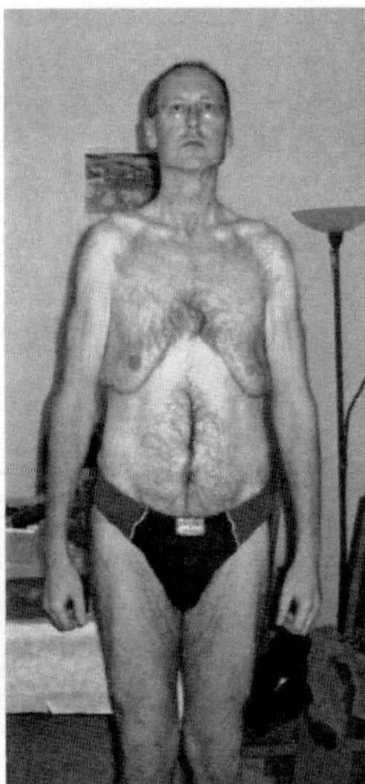

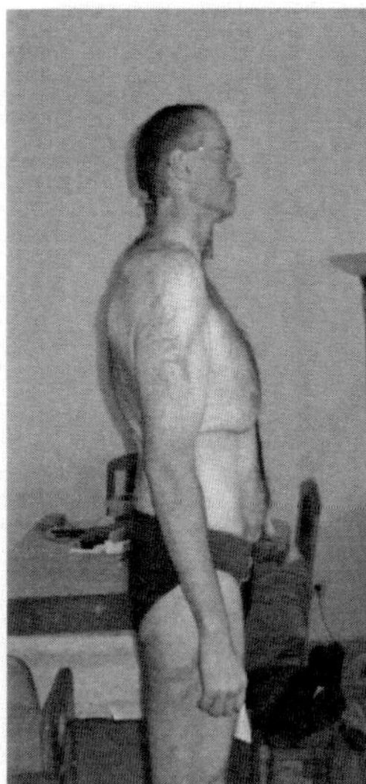

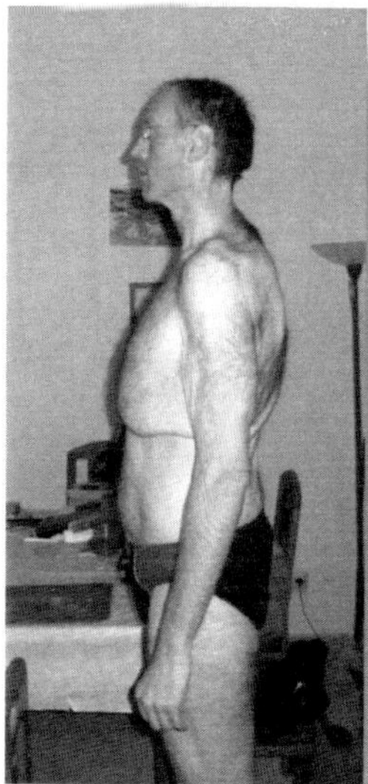 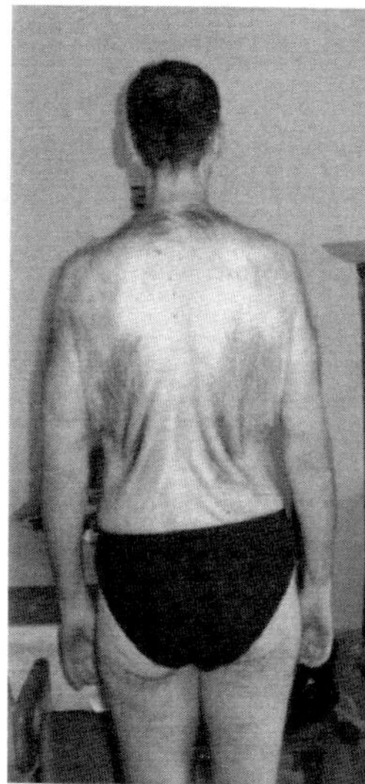

Die Haut am Rücken und an der Brust braucht noch etwas für die Rückbildung. Sollte sie sich an der Brust nicht vollständig zurückbilden, erwäge ich eine Entfernung der überschüssigen Haut. Aber das wird sich in der Zukunft zeigen, wenn ich eventuell noch eine weitere kurze Runde der Kur gemacht habe und/oder durch das Muskeltraining weitere Gewebestraffung erreiche.

Die Haut an Bauch und Hüften hat sich meiner Meinung nach schon recht befriedigend zurück gebildet. Das vorhandene Ergebnis kann ich gut akzeptieren, zumal ich mich ja auch bei der Kur nicht gequält habe oder Hunger hatte. Ach ja: Die Fotos wurden selbstredend nicht mit Photoshop bearbeitet. Da hätte ich noch mehr zu meinem Vorteil retuschieren können, was mir aber nie eingefallen wäre. Es handelt sich um ehrliche und nichts beschönigende Bilder - vorher und nachher.

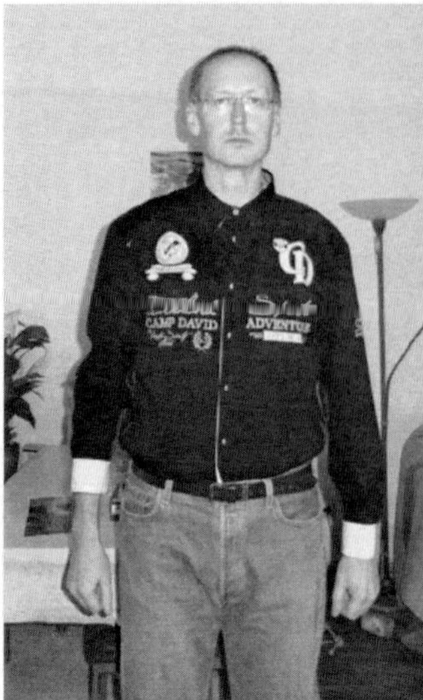
CAMP DAVID

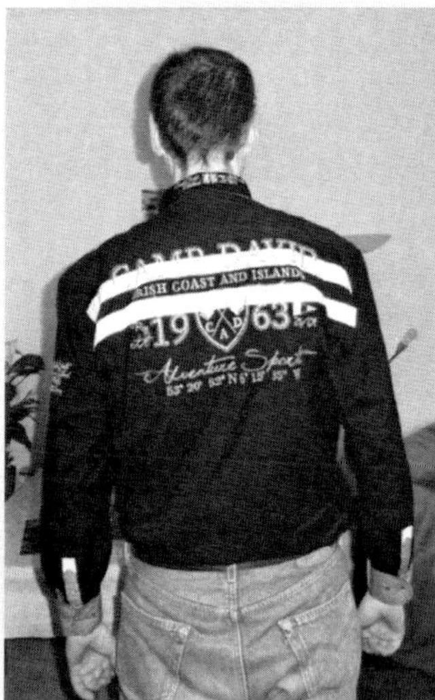
Adventure Sport

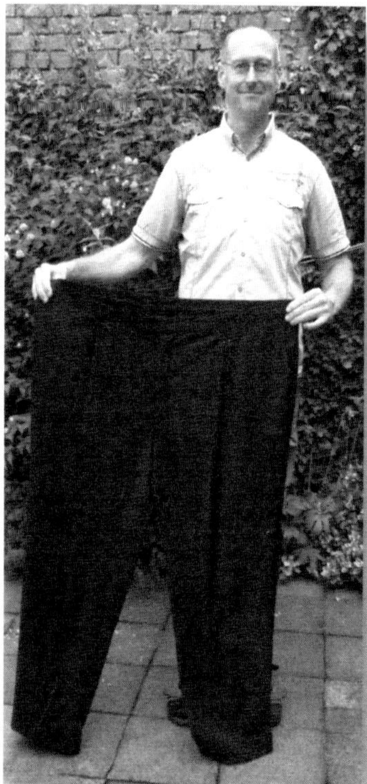

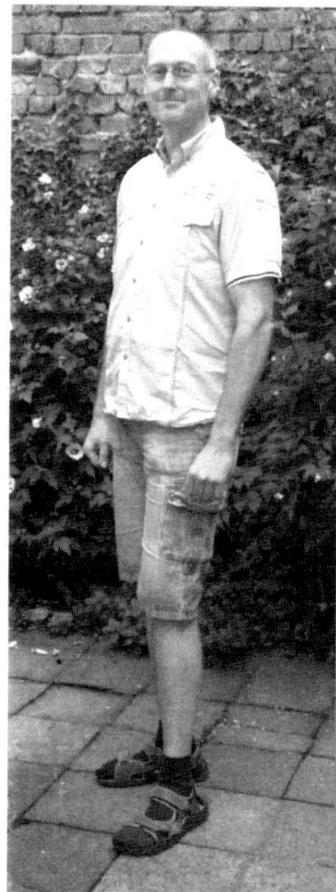

Hier noch ein paar aktuelle Fotos vom August 2012. Links, die Hose hatte mir mal gepasst, als ich noch 190 kg gewogen habe. Da passe ich heute zwei mal rein.

Was hat sich alles verändert

Jetzt wollen Sie sicher auch wissen, was sich durch die Kur in meinem Leben alles verändert hat. Also gut, fangen wir an:

1. Ich habe knapp 100 kg abgenommen.
2. Ich brauche seit Monaten mein Schlafapnoe-Gerät nicht mehr.
3. Seit einem Jahr in ich Mitglied in einem Fitness-Studio und ich freue mich fast immer auf das jetzt tägliche Training
4. Ich bin einem Badmintonverein in Nürnberg beigetreten.
5. Ich brauche keine Säcke mehr als Kleidung tragen und keine Mütze als Tarnkappe, wenn ich das Haus verlasse.
6. Meine allgemeine Gemütslage ist von depressiv auf euphorisch gewechselt.
7. Ich kann mich wieder selbstbewusst in der Öffentlichkeit zeigen und nehme wieder am gesellschaftlichen Leben teil.
8. Bewegungen aller Art fallen mir federleicht.
9. Meine Gelenke schmerzen nicht mehr. Als erstes hatten die Kniegelenke aufgehört zu knacken beim Treppensteigen.
10. Ich halte seither mein Gewicht, unter Zuhilfenahme von weiteren hHCG – Gaben, der EGO-Ernährung, meinem Ziel statt wieder fett lieber athletisch zu werden (und dem dazugehörigen Training) sowie einer umfassenden Versorgung mit Vitalstoffen.
11. Meine Haut bildet sich immer weiter zurück, glättet sich, was auch am wieder erstarkten Bindegewebe liegt, welches durch das Training und die Nahrungsergänzungsprodukte gefördert wird.

Und so weiter und so weiter ...

Ich will Sie aber nicht weiter langweilen. Jetzt sind Sie dran, Ihr Leben dauerhaft zu verändern. Dafür wünsche ich Ihnen alles Gute.

Die verlängerte Stabilisierung – Das Maximale anpeilen

Ich gebe es ehrlich zu und ich denke, Sie werden es mir glauben. Die erste Version dieses Buches habe ich geschrieben, als ich selber in der längsten Diätphase meines Lebens war. Ich war (und bin) sehr euphorisch, wenn ich mir den schnellen Gewichtsverlust, die Hautstraffung und das allgemeine und besondere Lebensgefühl, das ich erreicht habe, betrachte.

In dieser Phase hatte ich aber noch keine Erfahrungen mit der Stabilisierung des Gewichts und musste mich auf die Erlebnisberichte anderer verlassen. Von meiner irrigen Annahme, dass eine Stabilisierungsphase von nur 21 Tagen nach der 313 Tage dauernden Diätphase ausreichend ist, musste ich mich sehr bald verabschieden.

Kurz gesagt, ich habe schnell wieder ein paar Kilo zugenommen. Fünfzehn, um genau zu sein. Und das in sehr kurzer Zeit. Worauf führe ich das zurück?

1. Ich gehe (jetzt) davon aus, dass je länger und je stärker jemand übergewichtig war, desto größer ist die Störung im Hypothalamus. In meinem Fall war ich ca. 13 Jahre lang, nach meinen unseligen Fastenkuren dazu verdammt, so ein hohes Gewicht mit mir rumzuschleppen. 1998 war die letzte Kur, wo ich dann auch nichts mehr abgenommen habe, obwohl ich 20 Tage nichts gegessen hatte. Und 2011 habe ich dann die Adipositas Kur gemacht.

2. Es waren noch zu viele Fettzellen vorhanden, die sich natürlich wieder freudig gefüllt haben.

3. Die 21 Tage währende Stabilisierungsphase war eine der stressigsten Zeiten meines Lebens, da ich schlecht stabilisiert habe. Das heisst, ich war öfter über dem 1 Kg nach oben und musste mehrere Steaktage einlegen, um wieder runter zu kommen. Immer in der Angst, den Reset des Hypothalamus nicht eingeleitet oder gestört zu haben.

4. Nach der Stabilisierungsphase habe ich mich nicht immer an meine eigenen Regeln gehalten und verschiedene falsche Dinge und zu viel davon gegessen. Ich entschuldigte das damit, dass ich ja fast ein Jahr „auf Diät“ war und nun mal wieder was vernünftiges essen wollte. Nun ja, das Ergebnis war niederschmetternd. Gewogen habe ich mich in der Zeit nicht und meine Hosen haben auch noch alle gut gepasst, obwohl ein bischen enger waren sie schon. ;-(

5. Durch mein Training im Fitnessstudio hatte ich zwar schon mehr Muskeln, aber wahrscheinlich noch zu wenig.

Zusammengefasst: Die Störung des Hypothalamus war noch nicht behoben, es waren noch zu viele Fettzellen vorhanden, zu wenig aktive Muskelmasse, die Stabilisierungsphase war zu kurz und ich habe mich im Anschluss an diese Phase falsch ernährt.

Um es vorweg zu nehmen. Ich glaube nicht an Zufälle und denke, dass diese Erfahrung notwendig war, um weitere Erkenntnisse in Bezug auf das Halten des Gewichts zu gewinnen.

Wie ging es also weiter? Es gäbe zwei Möglichkeiten. Die erste wäre, sich in sein Schicksal zu ergeben und zu sagen, die Adipositas Kur bringt nichts und der Jojo-effekt ist vorprogrammiert. Man würde langsamer aber trotzdem zunehmen. Doch das war und ist für mich keine Option. Also mussten Lösungen her und über die berichte ich im Folgenden.

Nach unserem Winterurlaub in Garmisch-Partenkirchen, bei dem ich essenstechnisch auf nichts geachtet, aber trotzdem jeden Tag 3 Stunden Ski-Langlauf gemacht habe, war ich reif dafür, die angefutterten Kilos wieder abzuwerfen.

Und was soll ich sagen, innerhalb von 5 Wochen war ich wieder auf meinem Gewicht, welches ich gegen Ende der ersten Diätphase hatte, habe also 15 kg abgenommen. Das lässt mich vermuten, dass der größte Anteil des zugenommenen Gewichts schlicht und einfach Wasser war.

Nachdem ich das alte Gewicht erreicht hatte, war die Haut noch teilweise faltig und es zeichnete sich Fett darunter ab. Wie also nach den 5 Wochen weiter verfahren?

Die Überlegungen gingen in die Richtung, nicht zu resignieren, sondern den Frontalangriff zu wagen, mit einem klaren Ziel: von morbid adipös zu athletisch. Das hieß, Modellierung des Körpers durch Eliminierung der letzten Fettzellen und Aufbau von Muskulatur.

Wie habe ich dem Hypothalamus während der Diätphase zu verstehen gegeben, dass er das krankhafte Fett abbauen soll? Richtig, durch homöopathisches HCG.

Das weitere Einnehmen des hHCG

Nichts lag also näher als das hHCG weiter einzunehmen, die Ernährung etwas zu modifizieren und weiter Muskelmasse aufzubauen.

Ich bin mir bewußt, dass ich hier Neuland betrete. Und die jetzt beschriebene Vorgehensweise ist nicht für die ehemals „normal“ Übergewichtigen gedacht, die nach einer relativ kurzen Diätphase und einer kurzen Stabilisierung ihr Gewicht prima halten. Da war die Störung des Hypothalamus noch nicht so ausgeprägt.

Aber da ich das Buch hauptsächlich für schwerstgewichtige Zeitgenossen (männlich und weiblich) geschrieben habe, fokussiere ich in diesem Teil des Buches darauf. Möglicherweise treffen ehemals adipöse Menschen auf die gleichen Probleme, wenn es ans stabilisieren geht.

Als erstes muss ich erklären, warum das homöopathische HCG weiter genommen werden soll. Sie haben Ihr Wunschgewicht erreicht, sehen aber weiterhin noch überschüssige Haut und / oder Fett. Aber weiterhin auf Diät zu sein, haben Sie keine Lust. Und hilflos der Wiederauffüllung der Fettzellen zuzusehen, ist keine wirkliche Option. Stimmts?

Was liegt also näher, als dem Hypothalamus weiter zu signalisieren, das überschüssige Fett abzubauen, allerdings nicht mehr mit dem vorrangigen Ziel der Gewichtsreduktion, sondern der Stabilisierung des erreichten Gewichts.

Daher essen Sie jetzt auch mehr als bei der Diät. Allerdings werden Sie keinen gesteigerten Appetit oder sogar Hunger haben, da der Körper zum Teil jedenfalls weiter aus den Fettzellen versorgt wird, die er Peau a Peau abbaut.

Was und wieviel sollten Sie in dieser Phase essen? Wobei ich mit Phase eine auf unbestimmte Dauer angelegte Zeitspanne meine, die erst mit der Erreichung eines, jedenfalls in meinem Fall, athletischen Körpers endet. Zumindest soll sich der Körper auf das Gewicht eingerichtet haben und es dann ohne Probleme halten.

Um zu entscheiden, was gegessen wird, wäre es gut zu wissen, welche Nahrungsmittel wir vertragen und welche wir oder besser unser Organismus noch nicht oder nicht toleriert. In meinem Fall sind es Milchprodukte und Weißmehlprodukte. Auf diese beiden reagiere ich mit Wasseranlagerungen und Gewichtszunahme. Außerdem bekomme ich von Milchprodukten Verdauungsbeschwerden, wie Magenkrämpfe und Verstopfung.

Die EGO - Ernährung

Was ich getestet und für optimal befunden habe, ist eine an die Diätphase angelehnte Ernährungsweise, die ich **EGO – Ernährung** getauft habe. E wie Eiweiß, G wie Gemüse und O – sie haben es sicher schon erraten - O wie Obst. Das bedeutet, essen Sie pro Tag zwei Hauptmahlzeiten, wann immer Sie möchten, die zu 30 - 40 % Eiweiß, 50 - 60 % Gemüse und 10 % Obst bestehen sollte. Die individuellen Mengen sind Ihnen überlassen, sollten aber in der Summe nicht ihren Gesamtumsatz überschreiten. Am besten drunter bleiben. Hungern werden Sie dabei nicht, denn die Mengen sind nicht unerheblich, die Sie verspeisen können. Zwischendurch gönnen Sie sich ruhig mal etwas anderes, achten Sie aber darauf, nur Nahrung zu sich zu nehmen, die Sie und ihr Körper tolerieren, bei denen Sie sich fit fühlen. Auch Fett ist erlaubt.

EGO macht Sie satt und versorgt Sie mit fast allem, was Sie brauchen. Dies soll der Grundstock für die länger angelegte Stabilisierungsphase sein. So haben Sie den wenigsten Stress, Ihr Gewicht zu halten und Ihrem Hypothalamus ein sanftes langfristiges Annehmen des Istgewichtes zu ermöglichen.

Je länger ich diese lange Stabilisierung praktiziere, desto mehr habe ich das Gefühl, als ob der Körper / Hypothalamus mir meine Sünden und Fehltritte verzeiht. Das heißt, er wird zwar für den Moment etwas voluminöser, kehrt aber nach kurzer Zeit wieder in seinen stabilisierten Zustand zurück.

Ach ja, verbannen Sie Ihre Waage in dieser Phase in den Keller oder sonst wo hin. Damit haben Sie einen Stressor weniger. Es ist jetzt nicht mehr wichtig, genau das Diätendgewicht zu halten, sondern in etwa in der Region zu bleiben. Dabei hilft Ihnen der Spiegel, Ihr Gefühl und Ihre Kleidung. Wenn Sie nicht ganz drauf verzichten wollen, dann gehen Sie alle zwei Wochen mal zur Kontrolle auf die Waage.

Hier noch ein Tipp am Rande. Legen Sie alle paar Wochen mal einen Schlemmertag ein. Die Betonung liegt auf einen. Essen Sie an diesem Tag alles, was Sie sich ansonsten verbieten, um nicht zuzunehmen. Auch Kohlenhydrate sollten Sie an diesem Tag essen. Damit wird Ihr Stoffwechsel „schockiert“ und er gewöhnt sich nicht an die immer gleiche Zusammensetzung des Essens.

Wenn er jeden Tag weiss, was zugeführt wird, passt er sich an und verlangsamt die eventuell noch gewünschte Gewichtsabnahme. Warum nur ein Tag? Stellen Sie sich ein leeres Glas vor. Der eine Tag ist gleichzusetzen mit dem Befüllen des Glases mit Wasser bis kurz unter den Rand. Nichts läuft daneben. Alles OK. Füllen Sie am nächsten Tag wieder die gleiche Menge Wasser nach, läuft das Glas über. Das heißt, Sie nehmen ab jetzt, wenn Sie so weiter machen wieder zu. Also belassen Sie es bei dem einen Tag, vielleicht einmal im Monat und kehren am nächsten Tag wieder zur EGO-Ernährung zurück.

Das Gleiche gilt für die Einlegung eines Steak- oder Fleischtages. Lassen Sie jegliche Kohlenhydrate, auch Gemüse und Obst weg und verzehren Sie nur Ihr Lieblingsfleisch. Hühnerkeulen, Steaks, Würstchen, Kotelett ... was immer Ihnen schmeckt. Dies bewirkt erstens eine Gewichtsabnahme am nächsten Tag und Sie haben Ihrem Stoffwechsel mal wieder etwas anderes „geboten“, um ihn nicht „einschlafen“ zu lassen.

Fitnesstraining

Da ich sowieso schon regelmäßig ins Fitnessstudio gegangen bin, habe ich einfach nur die Frequenz erhöht und gehe seit dem täglich dorthin. Ich mache Gewichtetraining an Geräten und neuerdings auch Kardiotraining auf dem Laufband. Ausserdem nehme ich noch ein paar legale Helferlein.

Hier beschreibe ich meine tägliche Routine, um Muskulatur aufzubauen und meinen Körper zu formen. Erst einmal habe ich durch die EGO – Ernährung und die Weitergabe des hHCG die Voraussetzung geschaffen, dass ich auch ohne Sport nicht zunehme.

Jetzt tu ich etwas für die Formung und den Aufbau von aktiven Energieverbrauchern, die Muskulatur. Sie müssen nicht aussehen, wie Arnold Schwarzenegger und das möchte ich auch nicht. Etwas mehr Muskeln ermöglichen Ihnen aber auf jeden Fall ein leichteres Halten des Gewichts.

Wie gesagt, ich gehe täglich ins Fitnessstudio. Dieses befindet sich nur ein paar Minuten von meiner Wohnung entfernt und ich kann entweder mit dem Rad fahren oder bei schlechtem Wetter auch zu Fuß hingehen. Also optimal.

Ich gehe gleich früh hin, da dann weniger los ist als nachmittags oder abends. Man kann ruhiger trainieren. Ich bin dann aber nicht der Einzige, der zu dieser Zeit dort trainiert. Im Laufe der anderthalb Stunden sind mindestens 20 bis 30 Leute dort. Das Studio ist geräumig und top ausgestattet. Häufig gibt es mehrere Geräte gleichen Typs, so dass man nicht lange warten muss.

Mein Trainingsplan sieht so aus, dass ich einen sogenannten Dreiersplit mache. Das heißt, ich trainiere an einem Tag hauptsächlich die Beine, am nächsten Arme, Brust und Schultern und am dritten Tag den Rücken. Den Bauch trainiere ich jeden Tag mit.

Mal trainiere ich mit leichten Gewichten und mache viele Wiederholungen. Dann wieder mit schwereren Gewichten und wenigen Wiederholungen. Jeweils aber drei bis 4 Sätze mit unterschiedlich langen Pausen dazwischen. Bei manchen Geräten gehe ich nach jedem Satz mit dem Trainingsgewicht nach unten, um die Übungsbewegungen korrekt ausführen zu können, mache dann aber kürzere Pausen, um die Muskelermüdung zu nutzen und einen guten Trainingsreiz zu setzen.

Seit kurzem mache ich noch zusätzlich Kardiotraining auf dem Laufband. Ich laufe aber nicht, sondern gehe schnellen Schrittes verschiedene Steigungen. Vorher war ich nie ein Freund von Kardiotraining, aber es macht Spass und man kommt so richtig ins Schwitzen. Mein T-shirt konnte ich nach einer Stunde, 5,5 Kilometern und verbrauchten 600 kcal richtiggehend auswringen.

Die legalen Helferlein

Vor dem Training nehme ich L-Arginin ein, um einen besseren Pump beim Stemmen der Gewichte zu haben.

L-Arginin ist eine freie Aminosäure und gehört zur Gruppe der essentiellen Aminosäuren. Es wird eingenommen, da der Körper in bestimmten Stressisituationen, wie z.B. hohen Trainingsbelastungen, nicht genügend L-Arginin herstellen kann und auf die Aufnahme durch die Nahrung oder Supplemente angewiesen ist. Daher ist L-Arginin genau genommen eine semi-essentielle Aminosäure. L-Arginin wird eine Stärkung des Immunsystems durch die Erhöhung von weißen Blutkörperchen im Blut, Verbesserung der Muskeldurchblutung sowie Erektion und eine Erhöhung der Insulin- und Wachstumshormonausschüttung nachgesagt.

Es verbessert die Immunität und den Zellaufbau, heilt und repariert das weiche Gewebe, nimmt an der Kollagenbildung teil, verbessert den Muskelstoffwechsel und führt somit zu einem guten Pump und härterer Optik.

Nach dem Training hat es sich bewährt Creatin in Form des **Creatin Ethyl Esters (CEE)** einzunehmen. Creatin Ethyl Ester ist eine stabile Creatin-Aminosäureverbindung zur Steigerung von Energie, Kraft und Muskelaufbau und sorgt neben einer verkürzten Regenerationszeit für einen erhöhten Energiespeicher. Somit kann selbst bei Ausdauerbelastungen länger und intensiver trainiert werden und die Muskulatur wirkt nicht nur voluminöser, die Fasern sind auch größer und machen im Spiegel einfach mehr her.

Um die Muskeln zu mehr Wachstum zu reizen, ist es von Vorteil, wenn man regelmäßig die Trainingsintensität ändert. Das heisst, mal mit schwereren

Gewichten wenige Wiederholungen und längere Pausen zwischen den Sätzen und dann wieder mit leichteren Gewichten, viele Wiederholungen und kürzere Pausen. Oder mit hohem Gewicht so viele Wiederholungen wie möglich sind und kurze Pausen einhalten.

Wie gesagt, das ist meine Routine und muss von Ihnen nicht nachgemacht werden. Machen Sie einfach das Training oder die Bewegung, die für Sie passend ist. Lassen Sie sich da von Ihrer Intuition leiten. Wie immer übrigens.

Die „Kraftvolle Pause“ - Das eigennützige Gehirn und wie wir aus der Stressfalle kommen können

Was könnte uns noch dabei unterstützen, dass wir nicht wieder zunehmen, solange der Hypothalamus noch nicht ganz „fest“ ist?

Oder fragen wir anders: Könnte es etwas geben, das uns vielleicht unbewußt oder ungewollt wieder zunehmen lässt? Ja, da gibt es etwas. Und das kennt jeder und es nennt sich Stress.

Wenn wir unter körperlicher, seelischer oder mentaler Anspannung stehen, wie es unter anderem häufig auch bei einer Diät oder eben auch in der Stabilisierungs- und Austestungsphase unserer Kur vorkommt, schüttet der Körper vermehrt das Stresshormon Cortisol aus. Dieses veranlasst das Gehirn dazu, mehr Energie aus dem Stoffwechsel zu beziehen. Zudem werden zusätzliche Kräfte aktiviert, die ebenfalls Energie verbrauchen. Für die normalen Vorgänge im Körper bleibt letzten Endes nicht genug Energie übrig, die Folge ist vermehrter Hunger und / oder Appetit. Es wird in der Nebennierenrinde unter dem Einfluß des Gehirns (Hypothalamus) und der Hirnanhangsdrüse (Hypophyse) gebildet und hemmt in Form eines Regelkreises wiederum den Hypothalamus und die Hypophyse.

Cortisol hat noch einen weiteren Nachteil: Es sorgt dafür, dass Fett besonders leicht an den „Problemzonen“ anlagern kann. Menschen, die permanent unter Stress stehen, können daher sogar zunehmen, ohne zu essen. Kommt mir bekannt vor ...

Es ist das **wichtigste Stresshormon**, das bei psychischem oder physischem Stress ausgeschüttet wird. Seine Hauptwirkungen betreffen Stoffwechsel, Immunfunktion, die psychische Befindlichkeit und die Regulation des Wachstums. Chronischer **Cortisolüberschuß** führt unter anderem zu Übergewicht, Diabetis, Osteoporose, Hautveränderungen, Immundefekten und Depression.

Hier die Geschichte, wie ich überhaupt auf dieses Problem und seine Wichtigkeit aufmerksam geworden bin. Eine Leserin dieses Buches hat mich per email angeschrieben und ein paar Fragen zur Kur gestellt, die sie selber durchgeführt hat. Wie so oft, hat sich der Kontakt mit meinen Lesern intensiviert, wir haben telefoniert und uns auch schon persönlich getroffen.

Wir haben uns auch über eventuell auftretende Befindlichkeitsstörungen unterhalten, die während der Kur auftreten können. Ich habe Ihr dann erzählt, dass ich schlecht schlafen kann und irgendwie so aufgedreht bin, dass ich schwer abschalten kann. Ich habe mir einfach selber Stress gemacht. Ob ich das Gewicht halten kann, um für meine Leser weiterhin Vorbild und Motivation zu bleiben oder dass sich das letzte Körperfett nicht so schnell verabschieden will, wie ich es gerne hätte oder wie ich aus einer seit Jahren unbefriedigenden Beziehung am schmerzlosesten ausbrechen kann, ohne mein Kind ganz zu verlieren.

Das hat alles an meinem Gemüte gezerrt und ich habe gemerkt, dass sich zwar mein Körper durch das Training verändert, ich aber nervlich langsam auf dem Zahnfleisch gehe.

Da sie selbst im Bereich beratende Lebenshilfe und holistische (ganzheitliche) Gesundheitsberatung tätig ist, und u.a. auch mit einem einzigartigen Stresseliminierungssystems arbeitet, hat Sie mir eine Probe geschickt, die ich einige Tage hintereinander mit Stereokopfhörern in ungestörter Atmosphäre hören sollte. Diese könnte mir, korrekt angewandt, helfen. Nun, ich war skeptisch, da ich bisher schon einige Audio-Meditationsprogramme benutzt hatte und keines davon irgendetwas bewirkt hat.

Ich könnte, so ihre Aussage, viel ruhiger werden, besser schlafen, nach jeder Sitzung ausgeruht sein, als ob ich viele Stunden lang erquickenden Schlaf gehabt hätte. Nun ja, ein Versuch war es wert.

Und was soll ich sagen. Die „absolute, unbegrenzte Entspannung“ hat bei mir wunderbar funktioniert. Daher habe ich mich auch entschlossen, diese effektive Entspannungsmethode „Kraftvolle Pause“ hier im Buch vorzustellen, damit Sie, geschätzter Leser, geschätzte Leserin bei eventuell gleichen Problemen dieses geniale Werkzeug auch benutzen können.

Was ich, aus den Gesprächen mit Simone Tanz, so ihr Name, in Bezug auf "die Hilfe zur Selbsthilfe" weiß, ist folgendes:

Jeder Mensch unterscheidet sich generell vom anderen. Selbst bei augenscheinlich gleichen Symptomen, wie beispielsweise denen unseres Buch-Themas entsprechend, des Übergewichts, der Fettleibigkeit, der (morbiden) Adipositas etc. Dennoch resultieren diese „Beschwerden" aus vollkommen unterschiedlichen Gegebenheiten heraus. Wenn zwei Personen dasselbe „Übergewicht" vorweisen, heißt das noch lange nicht, dass auch dieselbe Ursache vorliegt. Meist ist ganz das Gegenteil der Fall. Je gezielter die tatsächlichen, unverfälschten Bedürfnisse ergründet werden und je spezieller auf diese eingegangen wird, desto gesünder, glücklicher, erfüllender kann sich das künftige Leben der Hilfe-Suchenden gestalten.

Durch eine spezielle Technik, kann die Ursache aller Symptome herausgefunden werden. Stress, bedeutet nicht(!) den im Volksmund üblich bezeichneten Zustand von Ausgelaugtsein. Sondern, psychischer Druck staut sich auf und die Person fühlt sich ungesund. Innerer Druck entsteht, drängt nach außen (da das Problem ja nicht beseitigt wurde) und der Körper reagiert mit Krankheit. Je nach Person, manifestiert sich das Krankheits-Symptom an entsprechender Stelle. Die Eliminierung des wirklichen Grundes des mentalen und emotionalen Stresses muss erreicht werden. Stress kann lt. Experten, die tatsächliche Hauptursache für Krankheiten bilden.

Hier kommt die mögliche Lösung auf Ihre wahrscheinlich immer und immer wiederkehrende Frage, warum Sie es einfach nicht schaffen, abzunehmen. Deutlicher, warum Sie eine Diät bisher nicht lange genug durchhielten, oder die teilweise nur minimalen Erfolge, dauerhaft halten konnten. Ganz einfach. Woraus soll Ihr Körper genügend Energie schöpfen (bei einem stets vorhandenen und oftmals überstrapazierten Stresslevel) um eine für ihn(!) noch nicht lebensbedrohliche Problemstellung wie die des Abnehmens anzugehen geschweige denn, durchzustehen. D.h. Ihr Organismus benötigt sämtliche Energie für die Erhaltung lebensnotwendiger Maßnahmen. Alles muss wie am Schnürchen funktionieren damit wir möglichst ohne gesundheitliche Einschränkungen leben können. Wie aber sollen unter (Dauer)Stress, der sich mit jeden Tag potenziert, da die meisten von uns nicht richtig ent-stressen, Herz, Leber, Niere, Lunge etc. reibungslos arbeiten?

Wir alle wissen mittlerweile, Dys-Stress kann zu Gesundheits-Zusammenbrüchen führen. Diese wiederum, ergeben zusätzlichen Stress, woraus die Schwächung des Immunsystems resultieren kann. Hierdurch sind ferner große und gefährliche Abstürze unserer Gesundheit zu befürchten und nicht „nur" Fettleibigkeit. Dieser Endzustand entstammt aus Mangel an Energie. Diese Tatsache kann lt. Fachleuten zu abnormalen Aktionen sowie Reaktionen wie übermäßigem Essen, Panikattacken, nervösen und physischen

Zusammenbrüchen sowie zu gelegentlichen Ausfällen und Befindlichkeiten führen, zum Burnout-Syndrom (dem völligen Zusammenbruch des Körpers) und auch suizidale Tendenzen hervorbringen.

Es wird angeraten ein System zu nutzen, welches mit der dekodierten Sprache des Gehirns arbeitet. U.a. dadurch ist es möglich sofortige, dauerhafte, positive und bisher unerreichte Ergebnisse erzielen zu können. Ideal hierfür ist kein Positiv-Denk-System, sondern ein Positiv-Handel-System! Durch Denken alleine, auch wenn es positiv ist, werden keine Ergebnisse erzielt. Denken und Tun als Symbiose, lässt Ziele tatsächlich erreichen.

Die Eliminierung des wirklichen Grundes mentalen und emotionalen Stresses muss erlangt werden. Ein dahingenhend unterstützendes Selbst-Hilfe System, fördert Ihre persönlichen Ziele, Träume und Ihren Instinkt. Dieses sollte, in einem ganz bestimmten Zeitabschnitt während der Anwendung, den Körper zu nahezu 100% physisch entspannen. Zeitgleich sollte die Gehirnaktivität zunehmen. Damit kann sich einem der wichtigsten Gründe, nämlich dem STRESS und den damit zusammenhängenden Symptomen (welche zu Gesundheitsproblemen führen können), zugewandt werden. Ein solches Selbst-Hilfe System muss garantiert frei sein von jeglicher Art von Manipulation.

Das Durchhalten von Vorsätzen wie z. B. ‚Rauchen aufhören', einen Kurs beenden, Gewicht endlich dauerhaft reduzieren und dergleichen lassen sich somit viel leichter realisieren. Ebenso sollte ein taugliches Selbst-Hilfe System (wie es bei Direkt-Gesund geboten wird) weitere Resultate vorweisen können wie beispielsweise einen gesteigerten Energielevel, Stoppen von Durchhängern und Ausfällen während des Tages, Steigerung des Optimismus, Steigerung des Selbstbewusstseins, Effektiverer Umgang mit Alltagsproblemen, Verbesserten, erholsameren und regenerierenden Schlaf, erhöhte Produktivität, ruhigeres Arbeiten des Nervensystems, gesteigerte Libido, Steigerung des Selbstwertgefühls, Klarheit, Steigerung der Lebensqualität, Reduzierung emotionaler Empfindungen und Leidensempfindlichkeit, beschleunigte Erholung von physikalischem, manifestiertem Stress, Steigerung der Immunsystemfunktion und vieles Positive mehr. Natürlich können die Resultate bei jeder Person variieren.

Wenn Sie es bevorzugen, weil Sie sich eventuell hierdurch eine stabilere, dauerhaftere Gewichtsreduzierung und/oder Ent-Stressung vorstellen können, können Sie auch persönliche Termine wahrnehmen, oder fest vereinbarte Unterstützungs-Telefonate führen bzw. sich auch coachen lassen. Ich garantiere Ihnen, um Sie wird sich umgehend sowie ausgefallen fürsorglich gekümmert.

Man lässt sich gänzlich auf Sie ein, ohne sich von Telefon, der Türklingel oder von Personal stören bzw. unterbrechen zu lassen. Das gibt es sonst nirgends.

Sie können jederzeit eine kleine Informationsbroschüre anfordern oder auch bei Direkt-Gesund anrufen. Wenn Sie eine Nachricht hinterlassen, werden Sie hundertprozentig zuverlässig zurückgerufen, darauf mein Wort. Ich selbst habe diese positive Erfahrung mit Direkt-Gesund machen dürfen, die ich jederzeit gerne wieder in Anspruch nehme. Eine Ausnahme bildet Direkt-Gesund auch in Bezug auf stete Aufmerksamkeit in den Klienten-Gesprächen, begleitet von einem Höchstmaß an Einfühlungsvermögen und fachlicher Kompetenz.

Für mehr Informationen dienen hier die von mir zusammengetragenen Fakten:

Telefon-Nummer (+49) (0) 91 95 - 92 90 29, www.direkt-gesund.com *oder (E-Mail) info@direkt-gesund.com*"

MSM, OPC, Vitamine und Spurenelemente

Haben Sie sich schon mal gefragt, woher die Heißhungerattacken und der ständig lauernde Hunger herrühren?

Das liegt zum einen daran, dass unser Körper echten Hunger hat, das ihm etwas fehlt und das er dies jetzt haben muss. Oder anders ausgedrückt, die Zellen unseres Körpers, die ja sozusagen die „Endverbraucher" und das Ziel der Nährstoffe sein sollten, die wir aufnehmen, werden nicht ausreichend versorgt. Möglicherweise haben Schädigungsprozesse an den Darmwänden, ausgelöst durch eine zucker- fett- und schadstoffreiche Ernährung bereits dazu geführt, dass die wenigen wertvollen und verwertbaren Mikronährstoffe (Vitamine, Mineralien, Antioxidantien) nicht mehr von den Darmzotten aufgenommen werden, was zu einer chronischen Unterversorgung der Zellen führt, welche ihrerseits nun Signale aussenden und uns mehr essen lassen, um dies auszugleichen. Das funktioniert aber nur bedingt und führt durch die vermehrte Aufnahme von Makronährstoffen, wie Kohlenhydrate, Fett, Protein meist zu einer positiven Energiebilanz, mit dem Ergebnis der weiteren Gewichtszunahme bei gleichzeitiger weiterer Unterversorgung mit Mikronährstoffen.

Dies ist ein Teufelskreis. Und das ist einer der Gründe, warum wir nach der Adipositas Kur auch wieder zunehmen können. Wir müssen dieses Problem ebenso angehen, wie den Reset des Hypothalamus. Auch schon während der Diätphase.

Das Protokoll von Dr. Simeons wurde vor über 50 Jahren geschrieben. Zu dieser Zeit ernährte man sich noch weitaus natürlicher und ausgewogener, ebenso war die Qualität der Böden noch eine andere.

Heute kommt ein Großteil unserer Nahrungsmittel als Fertigprodukte auf den Tisch. Die wenigsten Menschen schaffen es also, schon unter normalen Umständen nicht, sich ausgewogen zu ernähren. Und jetzt, in der Diätphase, bekommen wir schon gar nicht ausreichend Vitalstoffe!!

Was können wir tun?

Wir müssen dafür sorgen, dass unsere Zellen genügend Mikronährstoffe erhalten und das diese ungehindert bis in die Zellen vordringen können. Eine Darmreinigung wäre ein erster Schritt, um die grundlegende Voraussetzung dafür zu schaffen. Der Darm muss frei von uralten Schlacken und Verunreinigungen sein, um den Darmzotten die Möglichkeit zu geben, Makro- und Mikronährstoffe ungehindert in den Körper schleusen zu können.

Unsere Blutgefäße müssen elastisch und frei sein, um die Nährstoffe weiter transportieren zu können. Die Zellen an sich müssen wieder die Fähigkeit erlangen, durch die Zellwand alles perfekt aufnehmen zu können. Dann wird es auch keine permanenten Hungersignale mehr geben. Mit einem Wort, die Nährstofflogistik muss funktionieren.

Vitamine und Mineralstoffe für die Zellernährung

Da wir bei der Adipositas Kur lediglich 500 – 700 kcal aufnehmen und das auch noch weitgehend fettfrei, kann es zu einer Unterversorgung an Vitalstoffen und essentiellen Fettsäuren kommen. Essentielle Fettsäuren kann der Körper nicht selber herstellen. Diese müssen zwingend von außen zugeführt werden. Ebenso Vitamine, die der Körper nicht selbst produzieren kann.

Daher ist eine Versorgung mit hochwertigen Vitalstoffen (Zellnahrung) anzuraten! Diese sollten aus rein natürlichen Quellen im Kaltherstellungsverfahren hergestellt sein!

WARUM?

Nur diese können von den einzelnen Zellen optimal aufgenommen und verwertet werden. Hiermit kann eine nahezu 100 % Bioverfügbarkeit an der Zelle erreicht werden. Der Mensch funktioniert wie eine biochemische Fabrik.

Vitamine steuern den Stoffwechsel. Bei einem Mangel an den 47 lebensnotwendigen Mikronährstoffen verlangsamt sich der Stoffwechsel und das Immunsystem lässt nach.

Versäumen Sie also nicht das regelmäßige Nachtanken dieser Biokatalysatoren!!!

Genau aus diesem Grund ist es sinnvoll auch nach und schon während der Adipositaskur den Körper dauerhaft mit Vitalstoffen zu versorgen und damit den Stoffwechsel in Balance zu halten. Sie können so viele Körperfunktionen Ihrer biochemischen Fabrik wieder aktivieren, Ihre Leistungsfähigkeit steigern und das Immunsystem bei der Vorbeugung gegen Krankheiten unterstützen.

Ein Mangel an Mineralien und Spurenelementen führt kurzfristig zu einem erheblichen Leistungsabfall und ist langfristig für eine Vielzahl von chronischen Erkrankungen verantwortlich. (Quelle: Risikofaktor Vitaminmangel/Andreas Jopp)

Das von mir empfohlene Produkt ist hier **TVM-Plus™**. Enthalten sind 180 Tabletten. Dies ist ein Ein-Monatsvorrat. Das heißt, teilen Sie die 180 Tabletten durch 30 Tage, nehmen Sie pro Tag insgesamt 6 Tabletten. Am besten zwei mal 3 Stück morgens und abends.

Für die Bestellung von **TVM-Plus™** und allen folgenden Produkten, wenden Sie sich bitte vertrauensvoll an Frau Antje Jochims, welche Ihnen sehr freundlich mit Rat und Tat zur Seite stehen wird. Sie erreichen sie unter der Telefonnummer:

(0049) - 06235 - 49 33 91

Oder Senden Sie ihr eine Email, mit dem Hinweis, dass Sie dieses Buch gelesen haben und erbitten weitere Informationen zu den einzelnen Produkten. Ihre Emailadresse ist:

info@profes-marketing.de

Entgiftung mit organischem Schwefel (MSM)

Wichtig ist auch eine zusätzliche Entgiftung, denn Sie können Schadstoffen kaum aus dem Wege gehen. Allein im Haushalt kommen 50.000 Gebrauchschemikalien und 3000 Konservierungsstoffe zum Einsatz. Aber:

Mineralien und Spurenelemente unterstützen die Entsorgung von Schadstoffen. (Quelle: Risikofaktor Vitaminmangel/Andreas Jopp)

Der Mensch ist den Giftstoffen aus der Umwelt meistens über Jahre ausgesetzt. Die tägliche Dosis erscheint Fachleuten meist nicht sonderlich gefährlich. Wie erklärt man aber dann den makabren Umstand, daß sich Krematorien einer stetig steigenden Schadstoffkonzentration ausgesetzt sehen und vom Gesetzgeber gezwungen werden, immer neue Filter zur Schadstoffbindung zu installieren. (Quelle: MSM eine super Substanz der Natur/ Frank Liebke)

Die individuelle Schadstoffbelastung eines Menschen kann nicht genau erfasst und gemessen werden, da toxische Substanzen unter anderem tief in Organ- und Fettgewebe, in das Gehirn sowie ins Knochenmark eingelagert werden. Deshalb ist es in der heutigen Zeit wichtiger denn je, die körpereigenen Stoffwechselvorgänge zur Entgiftung ständig bei ihrer Arbeit zu unterstützen.

MSM ist eine biologisch aktive, organische Schwefelverbindung und kommt in allen lebenden Organismen vor. Es ist ebenfalls ein Bestandteil der Nahrung. Bei der Verarbeitung der Nahrung geht aber eine Menge davon verloren. Dadurch geht unserem Körper dieser wichtige Nahrungsbestandteil verloren. Ungefähr die Hälfte des Gesamtschwefelgehalts des Körpers findet sich in Muskulatur, Haut, Nägeln und Haaren. Schwefel wird auch für die Kollagensynthese benötigt und ist Hauptbestandteil von Knorpeln und Bindegewebe.

Was bewirkt MSM?

Erhöhung der Durchlässigkeit der Zellmembranen und dadurch Verbesserung der Nährstoffaufnahme und der Ausscheidung von Stoffwechselschlacken. Hört! Hört!

MSM wirkt als Verstärker der meisten Vitamine und Mineralstoffe. Es verbessert die Aufnahme und verlängert die Lebensspanne dieser wichtigen Stoffe.

Es ist ein Antioxidans und reagiert mit Giften im Körper, deaktiviert sie und beschleunigt auch ihre Ausscheidung.

MSM ist eines der wenigen Antioxidantien, **welche die Blut-Hirn-Schranke passieren können** und entzieht dadurch auch dem Gehirn und dem Hypothalamus Schadstoffe!!! Es läßt ihn wieder besser funktionieren. Das wollen wir ja mit der Kur erreichen. MSM tut hier einen guten Job dabei.

Es verbessert die Konzentrationsfähigkeit und geistige Beweglichkeit. Es hilft bei Depressionen und Angstzuständen. MSM lindert Beschwerden bei **Nahrungsmittelallergien**, Kontaktallergien und Inhalationsallergien. MSM wirkt äußerst effektiv bei Autoimmunerkrankungen. Verschiedene Studien zeigten, dass MSM bei Arthritis die Entzündung und Degeneration der Gelenke wesentlich senken konnte.

Bei Diabetikern erhöht MSM die zelluläre Glucoseaufnahme. Muskelschmerzen und Krämpfe konnten deutlich reduziert werden. Bei Sportlern verbessert MSM die Leistung und verkürzt die Erholungsphase. In der Schmerztherapie zeigte MSM bessere Wirksamkeit als Codein oder Aspirin.

Durch die Verbesserung der Elastizität des Lungengewebes und der Permeabilität der Zellmembranen kann die Sauerstoffaufnahme erhöht werden. Darüber hinaus verhindert MSM Zusammenballungen von Erythrozyten, so dass diese mehr Sauerstoff aufnehmen können. Stressintoleranz konnte durch MSM wesentlich gesenkt werden. Schwefel wird als das Schönheitsmineral der Natur bezeichnet, denn es hält die Haut weich, und das Haar bekommt Glanz. Viele Hauterkrankungen wie Akne, Rosacea oder Ekzeme, die häufig allergisch bedingt sind, sprechen sehr gut auf MSM an. MSM hat sich in kurzer Zeit einen festen Platz in den Behandlungsprotokollen derjenigen Therapeuten erobert, die sich ernsthaft und gezielt mit dem Thema „Entgiftung“ beschäftigen.

MSM stellt somit eine sinnvolle Ergänzung der Ernährung in Zeiten der Entgiftung dar.

Der Naturstoff MSM wurde über viele Jahre als Nahrungsergänzungsmittel eingesetzt, ohne dass irgendwelche Unverträglichkeits- oder allergische Reaktionen hervorgerufen wurden. Es handelt sich um eine natürliche Substanz, die im Meer, in den Wolken und im Regenwasser enthalten ist; die Toxizität entspricht der des Wassers.

Wasser ist zur Ausscheidung von Giftstoffen außerdem sehr wichtig!!!

Bitte unbedingt auf Einhaltung einer täglichen Wassermenge von mindestens 2 Litern achten!!!!

Für eine optimale Versorgung mit organischem Schwefel empfehle ich **MSM-Plus™**. Die 240 Tabletten stellen auch wieder eine Monatsration dar. 240 geteilt durch 30 Tage ergibt eine Tagesration von 8 Tabletten. Diese nehme ich zusammen mit **TVM Plus™** morgens 4 und abends 4 ein. Zu bestellen über Frau Antje Jochims. Siehe Kasten auf Seite 159.

OPC als Antioxidans (Zellschutz)

Oxydation nennt man die Verbindung von Sauerstoff mit anderen Substanzen. Wenn z.B. Butter unter dem Einfluß von Licht und Sauerstoff ranzig wird, oder wenn Eisen unter dem Einfluß von Wasser und Sauerstoff rostet, dann gehen diese Prozesse auf Oxydation zurück.

Auch unser Altern ist eine Folge der natürlichen Oxydation:

Trifft Sauerstoff auf die fetthaltigen Wände (Membranen) zwischen unseren Körperzellen, so oxidiert das Fett, die Membranen verlieren ihre Elastizität und Durchlässigkeit, Nährstoffe können nicht mehr in die Zellen hinein gelangen, d.h. die Zelle verhungert und stirbt ab.

Oxydation ist unvermeidlich und natürlich. Zu einem geringen Prozentsatz braucht der Körper radikale Sauerstoffmoleküle, die wichtige Entgiftungsaufgaben in den Zellen übernehmen. Wenn zu viele dieser freien Radikale (Oxydantien) im Körper unterwegs sind, altern wir nicht nur schneller, sondern werden krank.

Mittlerweile gelten die freien Radikale als die gefährlichsten Angreifer unseres Immunsystems und werden für chronische Krankheiten wie Krebs, Herz-Kreislauf-Erkrankungen, Allergie Rheuma u.s.w. verantwortlich gemacht. Freie Radikale greifen u.a auch das Bindegewebe (Kollagen und Elastin) an. Die Alterungsprozesse werden hierdurch beschleunigt.

OPC ist die Abkürzung für oligomere Procyanidine. Es handelt sich hierbei um einen biochemischen Begriff für pflanzliche Moleküle aus der Familie der Polyphenole. Der französische Pharmakologe Professor Dr. Jack Masquelier entdeckte diese Substanz vor über 60 Jahren und entwickelte ein Verfahren, wie man OPC in hoher Konzentration aus Pflanzen gewinnen und medizinisch einsetzen kann. Masquelier fand heraus, dass OPC eines der stärksten Antioxidantien und hervorragende gefäßschützende Eigenschaften besitzt. Und noch vieles mehr bewirken kann:

Da OPC Kollagen und Elastin schützt, **erhält es die Haut elastisch und glatt**, was nicht nur gesundheitlich positive Auswirkungen hat, sondern auch kosmetische. Und das unterstützt in idealer Weise die Adipositas Kur. Unsere Haut bildet sich schon hervorragend zurück – mit OPC geben wir ihr noch den

Extra-Kick, den Sie braucht, besonders wenn wir schon ein paar Jährchen mehr auf dem Buckel haben.

Wenn Sie eine Weile OPC eingenommen haben, werden Sie dies auch selbst feststellen können. Der Gebrauch von Cremes und Körperlotionen lässt sich deutlich einschränken, und der freundlich - überraschte Ausruf von Bekannten: „ Sie werden ja immer jünger“, ist keineswegs nur Schmeichelei.

Durch die Stärkung von Kollagen bleiben sämtliche Gewebe und – besonders sichtbar - die Haut kräftig, während die positive Wirkung von OPC auf Elastin zusätzlich die Hautgeschmeidigkeit erhält oder wieder herstellt.

So berichtet eine Frau, die während ihrer Schwangerschaft 30 kg zugenommen hatte, dass sie nach der Geburt und erheblicher Gewichtsreduktion, keinerlei Schwangerschaftsstreifen habe - dank OPC. Die regelmäßige Einnahme von OPC hält die Haut also länger jung und straff.

Achtung!!! OPC ist nicht gleich OPC

So wenig wie Vitamin C dasselbe wie Orangensaft ist, so wenig ist OPC identisch mit Pinienrinden- oder Traubenkernextrakt.

Gerade unter letzterem Namen wurden in den vergangenen Jahren viele Produkte verkauft, die nicht durchweg von guter Qualität waren.

Nach dem großen Erfolg von Traubenkernextrakt in den USA zwischen 1996 und 1998 kamen unzählige Produkte auf den Markt, viele darunter von zweifelhafter Qualität.

Nur wenige Produkte waren nach dem von Prof. Jack Masquelier geschützten Verfahren hergestellt. Die Anderen enthielten wenig OPC und waren wirkungslos.

OPC ist ein Mittel, wie andere Vitamine auch, das man regelmäßig einnehmen sollte, um seine Gesundheit zu erhalten. Seien Sie sicher: Es wird Zeit Ihres Lebens wichtige Aufgaben in Ihrem Körper erfüllen, auch wenn sich diese Arbeit unbemerkt vollzieht.

Hier noch ein paar beeindruckende Fakten zu OPC:

Es aktiviert und verzehnfacht die Wirkung von Vitamin C, welches 95 % unseres Stoffwechsels beeinflusst. OPC reguliert indirekt die Histamin-Produktion und verhindert so Überreaktionen. Es ist bereits 24 Stunden nach der Einnahme in der Lage, die Widerstandsfähigkeit der Kapillargefäße zu verdoppeln. OPC ist die mächtigste bekannte Antioxidantie, 18 mal stärker als Vitamin C und 40 mal stärker als Vitamin E. Über die Mundschleimhaut oder den Magen wird es innerhalb von Sekunden aufgenommen und kann wie Vitamin C auch die Blut-Hirnschranke überwinden und so die Gehirnzellen schützen.

Sie haben es fast erraten. Auch hier gibt es ein hervorragendes Produkt, mit Namen **Proanthenols 100**, welches Sie über Frau Jochims bestellen können.

Essentielle Fettsäuren

Da wir uns mit der Adipositas Kur einer fast fettfreien Diät verschrieben haben, es aber für das Funktionieren des Organismus essentiell ist, bestimmte Fettsäuren, die er nicht selber herstellen kann und die zwingend von aussen zugeführt werden müssen, aufzunehmen, habe ich beschlossen, im Gegensatz zu Dr. Simeons die Zufuhr dieser zu empfehlen. Mir geht es hier im Besonderen um die Omega-3 Fettsäure oder auch Linolensäure genannt. Diese sollte täglich in geringen Mengen der Diät hinzugefügt werden.

Omega-3 Säure kommt in zahlreichen pflanzlichen Ölen vor: Sojaöl, Traubenkernöl, Chiaöl, Hanföl, Olivenöl, Sonnenblumenöl, Walnussöl, Rapsöl, Leinöl. Nehmen Sie täglich einen Teelöffel pur oder zum Anmachen Ihres Salats.

Es gibt auch Omega 3 Eier, die schmecken mir aber nicht unbedingt. Irgendwie ölig. Auch Lachs und zum Beispiel Walnüsse sind reich an Omega 3 Fettsäuren.

Ein sehr gutes Produkt ist **OmeGold**. Die Empfehlung liegt hier bei drei Kapseln pro Tag. Bitte bei Frau Antje Jochims nach **OmeGold** fragen.

Zusammenfassend noch mal alle von mir persönlich genommenen und empfohlenen Produkte:

TVM Plus™ für die optimale Vitamin- und Mineralstoffversorgung der Zellen

MSM-Plus™ für die Entgiftung des Körpers und des Hypothalamus

Proanthenols 100 (OPC) für den Zellschutz und die Rückbildung der Haut

OmeGold (Omega 3) für die Versorgung mit essentiellen Fettsäuren

Reaging

Jetzt stellen Sie sich mal vor, wie es ist, wenn Sie so richtig schön abgenommen haben und Ihr Gewicht halten. Können Sie es sehen, fühlen, riechen, schmecken? Sie fühlen sich wohl in Ihrem Körper, können sich bewegen, wie vielleicht niemals zuvor in Ihrem Leben und fühlen sich jung. Ich habe mich wie 65 gefühlt, als ich noch so dick war. Jetzt fühle ich mich mit meinen 41 Jahren wie 25. Einfach unbeschreiblich.

Durch die langen Jahre des Bestehens der Adipositas Permagna litt und alterte der Körper biologisch – organisch sichtlich, wurde unansehnlich, unförmig. Es kamen immer mehr Krankheiten und Zipperlein hinzu. Mein gefühltes Alter (65) hat wahrscheinlich meinem biologischen Alter entsprochen.

Somit konnte ich alleine durch Die Adipositas Kur einen beträchtlichen Gewinn an Lebensfreude und Gesundheit „zurück holen". Was ich allerdings nicht zurück holen konnte, war die verlorene Lebenszeit, die Zeit, in der ich depressiv, massiv übergewichtig, unbeweglich, beruflich wie privat und unglücklich war. Verloren, ein für alle mal vorbei.

Gut, ich bin zwar „erst" 41, aber trotzdem schon ein mittelalter Mann, dem durch diese Diagnose einiges entgangen ist, was bei anderen Menschen völlig normal ist. Es geht um Urlaub, schöne Freizeiterlebnisse, erfüllenden Sex, um nur ein paar Sachen zu nennen. Ein Teil meiner 20er und die ganzen 30er Jahre sind ungelebt vorbei gegangen.

Warum ich das schreibe? Nein, ich will kein Mitleid und Jammern würde auch nicht zu meiner neuen Lebenseinstellung passen. Nein, deshalb schreibe ich das nicht.

Jetzt halten Sie sich fest: Es gibt seit kurzer Zeit doch tatsächlich eine Möglichkeit, seinen Körper faktisch biologisch – organisch zu verjüngen. Und das hat nichts mit Anti-Aging-Produkten oder sonstigem zu tun. Es geht um reales Reaging oder Verjüngung auf zellulärer Basis und das im gesamten Körper. Sie können Ihren Körper um Jahre oder Jahrzehnte biologisch verjüngen – und damit Ihrem Leben viele Jahre oder Jahrzehnte an Leben hinzufügen, die Sie sonst nicht hätten. Und diese Jahre sind dann auch nicht von Siechtum und Krankheit geprägt, sondern von Vitalität, Gesundheit und Schaffenskraft.

Hier ein kurzer Exkurs, um was es geht:

Im Jahre 2009 erhielten drei amerikanische Wissenschaftler den Medizin-Nobelpreis für die Entdeckung der Telomerase. Es handelt sich um Elizabeth H.

Blackburn (Universität von Kalifornien/San Francisco), Carol W. Greider (Johns Hopkins Universität/Baltimore) und Jack W. Szostak (Howard Hughes Medical Institute/Harvard University, Boston).

Ihre Entdeckung:

"Wie Chromosomen durch Telomere und das Enzym Telomerase geschützt werden".

Oder anders ausgedrückt: Wie kann das Altern abgebremst und ***umgekehrt*** werden.

Das gesamte Erbgut liegt beim Menschen in Form von 46 Chromosomen in den Zellen vor. Diese Erbinformationen werden durch die Telomere geschützt. Sie bestehen aus einer Abfolge von DNA Sequenzen TTAGGTTAGG bis zu 1000 Mal und haben selber keine genetische Funktion nur die Schutzfunktion. Bei jeder Zellteilung bestünde die Gefahr, dass Erbinformationen verloren gehen, was aber durch die Telomere verhindert wird, die ihrerseits Federn lassen müssen und jeweils um ein Stück verkürzt werden.

Während der DNS-Verdopplung, wird das letzte Stück der Telomere nicht vollständig kopiert. Dieser unvollkommene Vorgang führt zu einer kontinuierlichen Verkürzung der Telomere. Und das sehen wir dann im Spiegel, spüren es in den Knochen und den inneren Organen, im Bindegewebe, den Muskeln und der Haut. Wir werden alt und krank.

Der durchschnittliche Telomerlängeverlust in einem Jahr ist dabei sehr unterschiedlich und abhängig von genetischen Voraussetzungen und Umwelteinflüssen.

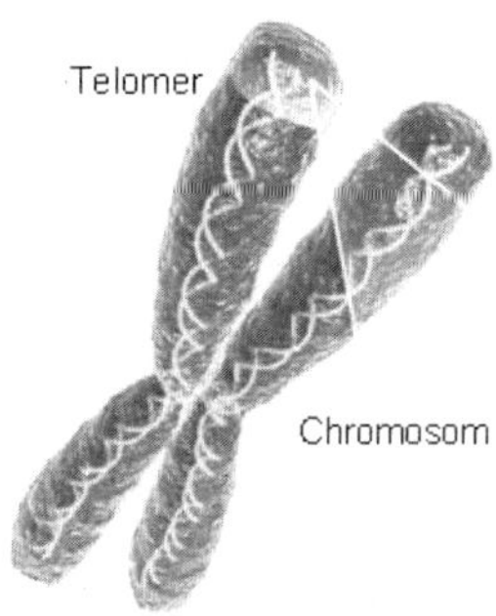

Telomerase ist ein Enzym, welches die Fähigkeit hat, die Enden der Chromosomen in den Zellen wieder zu verlängern.

> Alterung verursacht nicht kurze Telomere, sondern kurze Telomere verursachen die Alterung.
>
> Krankheiten machen nicht alt, sondern Alterung führt erst zu diversen Erkrankungen.

Diese Sätze beinhalten die Quintessenz jahrelanger Forschung. Oder so:

Verkürzte Telomere → Alterung → Krankheit

Also ist die Verkürzung der Telomere die Ursache für unser Altern und somit für Krankheiten, die uns vorzeitig daran hindern, das Leben zu geniessen und unsere Lebenszeit unnötig verkürzen. Unter optimalen Bedingungen können Menschen weit länger als 100 Jahre leben. Warum werden wir dann im Schnitt nur 80 Jahre alt und verbringen die letzten Jahre in Siechtum, Krankheit, Demenz?

Wäre es nicht toll, wenn es etwas geben würde, dass die Telomere wieder verlängert und so den Alterungsprozess ***umkehrt?***

Dies ist seit kurzem kein Traum mehr. Es wurde herausgefunden, dass ein hoch konzentrierter Extrakt der Astragalus,- oder Tragantwurzel die Fähigkeit besitzt, die Telomerase in unseren Zellen zu aktivieren und somit peau a peau die Enden der Chromosome wieder aufbaut.

Der lateinische Name Astragalus membranaceus stammt von den membranartigen Wurzeln, aus denen die wirksamen Inhaltsstoffe extrahiert werden. Der chinesische Name Huang Qi bedeutet gelber Führer und spielt auf die gelben Wurzeln der Pflanze an. Der natürliche Lebensraum der Pflanze ist das gemäßigte Asien, also das nördliche China und die Bergregionen rundherum. Astragalus wird seit etwa 4000 Jahren in der chinesischen Medizin verwendet.

Einigen wenigen Firmen ist es bisher gelungen, die Tragantwurzel so weiter zu verarbeiten, dass sie, als Mittel zum Einnehmen, die Telomerase in den Zellen aktiviert.

So ein Produkt ist natürlicherweise nicht für Kleingeld zu bekommen. Zum Beispiel vertreibt es eine Firma in den Vereinigten Staaten mit überwältigendem Erfolg für ca. 600$ im Monat - und die Menschen reißen es ihnen aus den Händen.

Glücklicherweise gibt es nun ein Produkt, dass gerade mal ein Viertel des eben genannten Preises kostet obwohl der Kilogrammpreis des hochreinen Extraktes 50.000 US$ ist und dieses eine Kilogramm aus 4 bis 5 Tonnen Astragaluswurzel gewonnen werden muss.

Ein Jahr der Einnahme des Produkts ergibt ***ganze 9 Jahre*** biologische und organische Verjüngung des gesamten Körpers. Das geht dann so weit bis zur Erreichung der maximalen Leistungsfähigkeit, was einem Alter von 35 Jahren entspricht. Sie müssen also nicht befürchten, wieder zum Kleinkind zu mutieren.

So ist aber vorausgesetzt, dass Sie gesund und fit mehrere Jahre oder Jahrzehnte Ihrem Leben hinzufügen könnten, die Sie sonst normalerweise nicht erreichen würden. Und diese Jahre sind dann erfüllt von Gesundheit, Leistungsfähigkeit, Kraft und äußerlicher Ansehnlichkeit.

Informationen zu diesem unglaublichen Produkt gibt es auf der Webseite

www.Reaging.de .

Jetzt werden Sie sicherlich erahnen können, warum ich dies hier schreibe. Wenn ich die verlorenen Jahre schon nicht wiederholen kann, dann will ich diese zumindest hinten dran hängen. Bisher habe ich gemerkt, dass ich noch vitaler geworden bin, meine grauen Schläfen langsam wieder die natürlich Farbe zurück erhalten.

Faktor-L Neue Medizin & HCG * Homöopathie: oder: Hamer trifft Hahnemann

Soll homöopathisches HCG noch mehr können, als uns „nur" vom Fettpanzer zu befreien? Christopher Ray, der erste Online-Journalist der Bundesrepublik Deutschland, Autor zahlreicher Sachbücher, neuerdings BioSens und zusammen mit seiner Frau Monika Lenz Betreiber der Foren Ketario.de und Faktor-L.de und nicht zuletzt ein guter Freund hat hierauf seine eigene Antwort gefunden und darüber in seinem neuesten Werk geschrieben:

„Wissen hat keinen finalen Aspekt. Wissen ist wie eine Leiter, der wir immer neue Sprossen hinzufügen. Die nächste Sprosse erreichen wir dadurch, dass wir uns einen festen Stand bei den vorherigen schaffen. In diesem Buch fügen wir der Leiter gleich zwei Sprossen hinzu. Die Homöopathie und den Hypothalamus. Wir verschaffen uns neue Perspektiven, indem wir unsere Standpunkte wechseln. Wir schauen nicht nur über den Zaun, sondern wir klettern mit unserer Leiter darüber, und finden Überraschendes. Die Homöopathie kann tatsächlich Konflikte auflösen, Biologische Sonderprogramme (SBS) stoppen und sogenannte Schienen abbauen.

Weil unser neuer Standpunkt uns eine andere Sicht auf die Dinge ermöglicht, sehen wir jetzt die erweiterten Möglichkeiten des homöopathischen HCG (hHCG). Es kann tatsächlich weit mehr, als nur überflüssige Pfunde beseitigen. Es macht uns nicht nur schlanker, sondern gesünder und zufriedener. Wie das bewirkt wird, hat Christopher Ray mit der Hilfe vieler hHCG-Anwender aus dem ketario-Forum herausgefunden.

Holen Sie sich die nächste Sprosse Ihrer Leiter. Und dann: Viel Spaß beim Aufstieg.

FAKTuell Verlag"

Da Christophers eines Steckenpferd die Neue Medizin ist und er da schon mehrere Bücher veröffentlicht hat, war es nur ein kurzer weiterer Denkschritt (für ihn), dem hHCG auch noch andere Eigenschaften zu entlocken in Bezug auf die Auflösung von Konflikten. Wie er darauf kommt, kann wahrscheinlich nur er selber erklären. Und das tut er auch in erfrischender Weise in seinem neuesten Buch.

Es beinhaltet kurze und knackige Informationen, gespickt mit zahlreichen Erlebnisberichten zur Wirkung des hHCG bei verschiedenen Beschwerden aus dem Ketario-forum. Wissenschaft ist Erkenntnisgewinn aus der Beobachtung heraus. Sicher muss und wird auf diesem Gebiet noch viel mehr geforscht werden müssen. Aber ein Anfang ist gemacht.

Das Buch kann über den Titel oder für die Ebook-Leser über den Link bestellt werden:

Faktor-L Neue Medizin & HCG * Homöopathie: oder: Hamer trifft Hahnemann

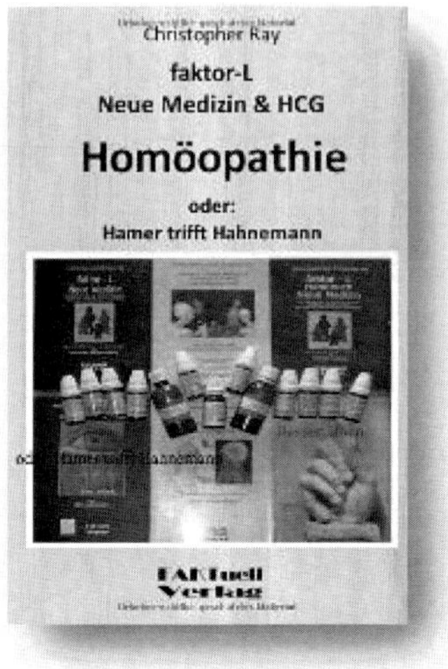

TEIL II

Pfunde und Zoll

Eine neue Annäherung an Fettsucht

von

A. T. W. Simeons M. D.
Salvator Mundi Internationales Krankenhaus
00152 - Rom
Viale Mura Gianicolensi, 77

Die Siebente Ausgabe

1971

Gedruckt in Italien

Arti Grafiche Scalia - Roma - Über di Vigna Jacobini, 5 - Tel 555.890

Auszug aus der Übersetzung von Matthias Jünemann, Nürnberg
Download als PDF am Ende des Auszuges

Vorwort

Dieses Buch bespricht eine neue Interpretation der Natur der Fettsucht. Es ist keine weitere Fantasiediät, sondern beschreibt eine wirksame Behandlung, die aus theoretischen Betrachtungen und klinischer Beobachtung gewachsen ist.

Was ich mitzuteilen habe, ist eine Essenz von Ansichten, die aus vierzig Jahren des Kämpfens mit den grundsätzlichen Problemen von Fettsucht, ihren Ursachen, ihren Symptomen und ihrer wirklichen Natur destilliert sind.

In diesen vielen Jahren spezialisierter Arbeit haben Tausende von Fällen meine Hände durchlaufen und wurden sorgfältig studiert.

Jede neue Theorie, jede neue Methode, jeder vielversprechende Hinweis wurde betrachtet, experimentell gescreent und kritisch bewertet, sobald es bekannt wurde.

Aber die Ergebnisse waren meist enttäuschend und gleichbleibend störend. Ich fand, dass wir lediglich an der Oberfläche eines großen Problems knabberten, wie es tatsächlich die meisten ernsthaften Studenten des Übergewichts tun. Wir sind ziemlich überzeugt davon, dass die Tendenz, abnormales Fett anzusammeln, eine bestimmte metabolische Störung ist, wie zum Beispiel die Zuckerkrankheit. Und doch blieben die Lokalisierung und die Natur dieser Störung ein Mysterium. Jede neue Annäherung schien in eine Sackgasse zu führen. Obwohl den Patienten gesagt wurde, dass sie fettleibig sind, weil sie zu viel essen, glaubten wir, dass da weder die ganze Wahrheit noch das letzte Wort in der Sache gesagt ist.

Ich weigerte mich, durch eine allzu oberflächliche Interpretation der Fettsucht abgelenkt zu werden und habe immer gemeint, dass das Überessen das Ergebnis der Störung, nicht seine Ursache ist, und dass wir wenig Fortschritte machen können, bis wir für uns selbst eine Art theoretische Struktur bauen können, mit welcher man die Bedingung erklären kann.

Ob solch eine Struktur die Wahrheit repräsentiert, ist in diesem Moment nicht wichtig. Was sie aber tun muss - sie soll uns eine intellektuell befriedigende Interpretation dessen geben, was im fettleibigen Körper geschieht. Sie muss auch imstande sein, dem Angriff von allen bisher bekannten klinische Tatsachen zu widerstehen und einen gefestigten Hintergrund schaffen, gegen den die Ergebnisse der Behandlung genau bewertet werden können.

Mir scheint diese Voraussetzung grundlegend, und es ist immer das Zentrum meines Interesses gewesen. Im Umgang mit fettleibigen Patienten wurde es zur Gewohnheit, jede klinische Erfahrung zu registrieren und zu ordnen, als ob es ein sonderbar aussehendes Stück eines Puzzles wäre. Und dann, wie in einem Puzzle, begannen sich kleine Cluster von Bruchstücken zu formieren, die scheinbar nirgends reinpassen wollten.

Mit den Jahren wurden diese Cluster größer und fingen an zu fusionieren, bis vor ungefähr sechzehn Jahren ein ganzes Bild dunkel wahrnehmbar wurde. Dieses Bild war und ist noch punktiert mit Lücken, für die ich die Stücke nicht finden kann, aber ich sehe jetzt, dass eine theoretische Struktur als Ganzes sichtbar ist.

Mit wachsender Erfahrung schienen immer mehr Fakten geschmeidig ins neue Fachwerk zu passen. Als dann eine, auf solchen Vermutungen basierende, Behandlung durchweg befriedigende Ergebnisse zeigte, war ich überzeugt, dass ein praktischer Fortschritt unabhängig davon gemacht worden war, ob die theoretische Interpretation dieser Ergebnisse richtig ist oder nicht.

Die klinischen Ergebnisse der neuen Behandlung sind in einem wissenschaftlichen Journal veröffentlicht worden. Diese Berichte werden durch den Berufsstand allgemein gut aufgenommen, aber die wirkliche Natur von wissenschaftlichen Artikeln erlaubt nicht die volle Präsentation von neuen theoretischen Konzepten, noch gibt sie Raum, um die feineren Punkte der Technik zu diskutieren und die Gründe dafür zu besprechen.

Während der vergangenen 16 Jahre, seitdem ich begann meine Ergebnisse zu veröffentlichen, habe ich viele hundert Anfragen von Forschungsinstituten, Ärzten und Patienten bekommen. Bisher konnte ich mich nur auf diejenigen beziehen, die an meinen wissenschaftlichen Papieren interessiert waren, obwohl ich begriff, dass diese nicht genügend Information enthielten, um Ärzten zu ermöglichen, die neue Behandlung hinreichend durchzuführen.

Diejenigen, die es versuchten, waren gezwungen, ihre eigenen Erfahrungen durch viele Versuche und Fehler zu machen, die ich schon lange überwunden hatte.

Ärzte aus aller Welt sind nach Italien gekommen, um die Methode zu studieren, anfänglich in meiner Klinik im Salvator Mundi Internationales Krankenhaus in Rom.

Für einige von ihnen war die Zeit, die sie bleiben konnten, zu kurz, um die Technik vollständig begreifen zu können. Die Zahl derjenigen, die ich imstande gewesen bin, persönlich zu treffen, war zu klein im Vergleich zu den vielen Bitten um ausführliche Information, die immer noch eingehen.

Ich habe versucht, diesen Anforderungen mit Korrespondenzen gerecht zu werden, aber das Volumen dieser Arbeit ist schwer zu handhaben gewesen. Das mag eine Entschuldigung dafür sein, dieses Buch zu schreiben.

Im Umgang mit einer Störung, in der der Patient einen aktiven Teil in der Behandlung einnehmen muss, ist es, glaube ich, notwendig, dass er oder sie ein Verständnis dessen hat, was getan wird und warum.

Nur dann kann eine intelligente Zusammenarbeit zwischen Arzt und Patient entstehen.

Um zu vermeiden, zwei Bücher zu schreiben, eines für den Arzt und ein anderes für den Patienten - eine Aussicht, die wahrscheinlich auf überhaupt kein Buch hinausgelaufen wäre - habe ich versucht, den Anforderungen von beiden in einem einzelnen Buch zu entsprechen. Das ist ein ziemlich schwieriges Unterfangen, in dem ich beinahe nicht erfolgreich gewesen wäre. Der Experte wird über die Redseligkeit schimpfen, während der Laie gelegentlich auf ein fremdes Wort im Wörterverzeichnis blicken muss.

Um den Text lesbarer zu machen, werde ich schamlos autoritär sein und Zögerlichkeiten und Andeutungen vermeiden, die üblich sind, um neue wissenschaftliche Konzepte auszudrücken, die aus der klinischen Erfahrung stammen und bis jetzt nicht durch klare Laborexperimente bestätigt sind.

Wenn ich also etwas schreibe, was sich wie eine sachliche Behauptung liest, mag der professionelle Leser dies so übersetzen müssen: Klinische Erfahrungen scheinen darauf hinzuweisen, dass diese oder jene Beobachtung durch diese oder jene Arbeitshypothese versuchsweise erklärt werden könnte. Dies benötigt einen riesengroßen Beitrag weiterer Forschung, bevor die Hypothese als eine gültige Theorie betrachtet werden kann.

Wenn wir das von Anfang an als eine gegenseitig akzeptierte Vereinbarung sehen, hoffe ich zu vermeiden, wegen spekulativer Überfülle angeklagt zu werden.

Die Natur der Fettsucht

Fettsucht ist eine Störung

Als Basis für unsere Diskussion setzen wir voraus, dass die Fettsucht in all ihren Formen auf einer abnormalen Funktion eines Teils des Körpers fußt, und dass jede Unze abnormal angesammelten Fettes immer das Ergebnis derselben Störung von bestimmten Regulationsmechanismen ist.

Personen, die unter dieser besonderen Störung leiden, werden dick werden, unabhängig davon, ob sie übermäßig, normal oder weniger als normal essen. Eine Person, die frei von der Störung ist, wird nie dick werden, selbst wenn sie sich oft überisst.

Diejenigen, in denen die Störung stark ist, werden sehr schnell fettleibig, diejenigen, in denen sie gemäßigt ist, werden allmählich an Gewicht zunehmen. Diejenigen, bei denen die Störung mild ist, können imstande sein, ihr Übergewicht für lange Zeiträume zu halten.

In all diesen Fällen wird ein Gewichtsverlust durch die Behandlung der Schilddrüse, durch appetitzügelnde Medikamente, Abführmittel, gewaltsames Training, Massagen, Bäder, Diäten, usw. nur vorübergehend sein und schnell wiedergewonnen werden, sobald die Reduktionsmaßnahme abgesetzt wird. Der Grund besteht einfach darin, dass keine dieser Maßnahmen die grundlegende Störung korrigiert.

Während es große Unterschiede in der Schwere der Fettsucht gibt, betrachten wir alle Formen in beiden Geschlechtern und in allen Altersgruppen ursächlich wegen derselben Störung.

Unterschiede in der Form würden dann teilweise eine Sache des Grades, teilweise einer geerbten körperlichen Verfassung und teilweise das Ergebnis einer sekundären Beteiligung von endokrinen Drüsen wie der Hypophyse, der Schilddrüse, der Nebennieren oder der Geschlechtsdrüsen sein.

Andererseits setzen wir voraus, dass keine Störung an einigen dieser Drüsen jemals die Ursache der als Fettsucht bekannten Störung direkt erzeugen kann.

Wenn dieses Denken richtig ist, folgt hieraus, dass eine Behandlung zum Kurieren der Störung in beiden Geschlechtern in allen Altersgruppen und in allen Formen der Fettsucht ebenso wirksam sein muss.

Wenn dem so ist, sind wir berechtigt, ernste Zweifel zu hegen, ob eine gegebene Behandlung die zugrunde liegende Störung korrigieren kann. Außerdem muss der Anspruch, dass die Störung korrigiert worden ist, durch die Fähigkeit des Patienten begründet sein, normal jedes Essen zu essen, das er mag, ohne wieder abnormales Fett anzusetzen.

Nur wenn diese Bedingungen erfüllt sind, können wir legitimerweise davon sprechen, Fettsucht geheilt zu haben im Gegensatz zur alleinigen Gewichtsreduktion.

Unser Problem stellt sich so als eine Untersuchung der Lokalisierung und der Natur der Störung dar, die zur Fettsucht führt. Die Geschichte dieser Untersuchung ist eine lange Reihe von großen Hoffnungen und bitteren Enttäuschungen.

Die Geschichte der Fettsucht

Es gab eine Zeit noch gar nicht so lange her, als Fettsucht als Zeichen der Gesundheit und des Wohlstands beim Mann, und als Zeichen der Schönheit, Verliebtheit und Fruchtbarkeit bei Frauen betrachtet wurde. Diese Einstellung geht wahrscheinlich auf neolithische Zeiten vor ungefähr 8000 Jahren zurück, als zum ersten Mal in der Kulturgeschichte der Mensch begann, Eigentum, Haustiere, urbares Land, Häuser, Töpferwaren und Metallwerkzeuge zu besitzen.

Vor dieser Zeit, mit der möglichen Ausnahme einiger Rassen wie den Hottentotten, war Fettsucht fast nicht existent, wie es heutzutage noch bei allen wilden Tieren und primitiven Rassen ist. Heute ist Fettsucht unter allen zivilisierten Rassen äußerst üblich, weil eine Veranlagung zur Störung vererbt werden kann. Wo auch immer abnormales Fett als Vorzug betrachtet wurde, neigte die sexuelle Auswahl dazu, das Merkmal weiter zu vererben. Nur in der Gegenwart erscheint es so, dass Fettleibigkeit etwas von seiner Anziehung verloren hat, obwohl der Kult der übergroßen Brüste - immer ein Zeichen der latenten Fettsucht - zeigt, dass die Tendenz noch vorhanden ist.

Die Bedeutung von regelmäßigen Mahlzeiten

In den frühen neolithischen Zeiten fand eine andere Veränderung statt, die für die Tatsache gut verantwortlich sein kann, dass sich heute fast alle ererbten Dispositionen früher oder später in Fettsucht manifestieren. Diese Veränderung war die Einrichtung von regelmäßigen Mahlzeiten. In vorneolithischen Zeiten aßen die Menschen nur, wenn sie Hunger hatten, und nur so viel, bis der Hunger gestillt war. Außerdem war vieles in ihrer Nahrung roh und nichts davon verfeinert. Sie rösteten ihr Fleisch, aber sie kochten es nicht, weil sie keine Töpfe hatten. Das Wenige, das sie von der Erde aufhoben und von den Bäumen pflückten, aßen sie im Vorbeigehen.

Die ganze Struktur des Allesfresser-Verdauungstrakts des Menschen ist - wie die eines Menschenaffen, einer Ratte oder eines Schweins - vom dauernden Knabbern von Leckerbissen bestimmt.

Er ist nicht dem gelegentlichen Schlemmen angepasst, wie es zum Beispiel der Verdauungstrakt der fleischfressenden Katzen-Familien ist. So legten regelmäßige Mahlzeiten, besonders das Verspeisen schnell aufnehmbarer Nahrung, eine große Last auf die Fähigkeit des modernen Menschen, mit großen Essensmengen fertig zu werden, welche plötzlich in sein Verdauungssystem strömen.

Die Einrichtung von regelmäßigen Mahlzeiten bedeutete, dass der Mensch mehr essen musste, als sein Körper im Moment des Essens brauchte, um ihn bis zur folgenden Mahlzeit zu bringen. Bekömmlich gemachtes Essen, das er in dem Moment gar nicht brauchte, überschwemmte plötzlich seinen Körper. Irgendwie und irgendwo musste dieser Überschuss angelagert werden.

Drei Arten von Fett

Im menschlichen Körper können wir drei Arten von Fett unterscheiden. Das erste ist das STRUKTURFETT, das die Lücken zwischen verschiedenen Organen ausfüllt, ein Verpackungsmaterial. Strukturfett hat auch solche wichtigen Funktionen wie das Einbetten der Nieren in weiches elastisches Gewebe, es schützt die Herzkranzgefäße und hält die Haut glatt und gespannt. Es stellt auch das federnde Kissen von hartem Fett unter den Knochen der Füße zur Verfügung, ohne die wir außerstande wären, zu laufen.

Der zweite Typ Fett ist die NORMALE BRENNSTOFF-RESERVE, auf die der Körper frei zugreifen kann, wenn das Nahrungsangebot vom Darm her ungenügend ist, um die Nachfrage zu befriedigen.

Solche normalen Reserven werden überall im Körper lokalisiert. Fett ist eine Substanz, die den höchsten Kalorienwert auf kleinsten Raum vereint, sodass normale Brennstoffreserven für die Muskeltätigkeit und die Erhaltung der Körpertemperatur in ökonomischster Form gespeichert werden können. Beide Arten, sowohl strukturelles als auch das Reservefett, sind normal. Selbst wenn der Körper dieses Fett maximal aufstockt, kann das nicht Fettsucht genannt werden.

Aber es gibt einen dritten Typ von **Fett, das völlig abnormal** ist. Es ist die Anhäufung solchen Fetts und nur solchen Fetts, unter dem der übergewichtige Patient leidet. Dieses abnormale Fett ist auch eine potenzielle Brennstoffreserve, aber im Gegensatz zu den normalen Reserven ist es für den Körper in einem Ernährungsnotfall nicht verfügbar. Es ist, um es mal so auszudrücken, ein Festgeldkonto und kein Girokonto, wie es bei den normalen Reserven ist.

Wenn ein fettleibiger Patient abzunehmen versucht, indem er sich selbst hungern lässt, wird er zuerst seine normalen Fettreserven verlieren. Wenn diese erschöpft sind, beginnt er Strukturfett zu verbrennen. Nur als letzten Ausweg beginnt der Körper seine abnormalen Reserven anzugreifen, obwohl der Patient sich bis dahin gewöhnlich so schwach und hungrig fühlt, dass die Diät aufgegeben wird. Es ist gerade dieser Grund, weshalb sich fettleibige Patienten beklagen, dass, wenn sie Diät halten, sie das falsche Fett verlieren. Sie fühlen sich am Verhungern und müde, ihr Gesicht wirkt hager und ausgezehrt, aber ihr Bauch, ihre Hüften, Schenkel und Oberarme zeigen wenig Verbesserung.

Das Fett, das sie loswerden wollen, bleibt, und das Fett, das gebraucht wird, um die Knochen zu bedecken, wird immer weniger. Ihre Haut ist runzlig und sie sehen alt und jämmerlich aus. Und das ist eine der enttäuschendsten und deprimierendsten Erfahrungen, die ein Mensch machen kann.

Ungerechtigkeit gegenüber Fettleibigen

Wenn fettleibige Patienten wegen Schummelns, Gefräßigkeit, Willensschwäche, Gier und sexueller Komplexe bezichtigt werden, empören sich die Starken und entscheiden, dass die moderne Medizin ein Schwindel und ihre Vertreter Dummköpfe seien, während die Schwachen den Kampf in Verzweiflung aufgeben.

In jedem Fall ist das Ergebnis dasselbe: Ein weiterer Zuwachs an Gewicht, Resignation gegenüber einem abscheulichen Schicksal und der Entschlossenheit, zumindest die kurze Lebensspanne erträglich zu verbringen – für Ärzte und Versicherungsgesellschaften nur eine Zahl.

Fettleibige Patienten fühlen sich physisch nur gut, solange sie ihr Gewicht halten oder zunehmen. Sie mögen sich schuldig fühlen, infolge ihrer

Lethargie und der mit der Fettsucht immer verbundenen Trägheit. Sie mögen sich schämen für ihren akzeptierten Kontrollverlust.

Sie mögen entsetzt sein über das Äußere ihres nackten Körpers und die Beengtheit ihrer Kleidung. Aber sie haben ein primitives animalisches Gefühl von Elend und Leid, sobald sie einen entschlossenen Versuch machen, abzunehmen. Dafür gibt es triftige Gründe.

An erster Stelle ist mehr Wärmeenergie erforderlich, um einen großen Körper bei einer bestimmten Temperatur zu halten, als einen kleinen Körper zu heizen. Zweitens ist die Muskelanstrengung, um einen schweren Körper zu bewegen, größer als im Fall eines leichten Körpers. Die Muskelanstrengung verbraucht Kalorien, die durch das Essen zur Verfügung gestellt werden müssen. Angenommen, alle anderen Faktoren sind gleich, so braucht eine fettleibige Person mehr Essen als eine magere.

Man könnte deshalb daraus schließen, dass, wenn eine fettleibige Person nur das Essen isst, welches der Körper verlangt, er imstande sein sollte, sein Gewicht stabil zu halten. Und doch weiß jeder Arzt, der fettleibige Patienten unter streng kontrollierten Bedingungen studiert hat, dass das nicht wahr ist.

Viele fettleibige Patienten nehmen tatsächlich Gewicht bei einer Diät zu, die für ihre grundlegenden Bedürfnisse kalorisch unzulänglich ist. Es muss also einen anderen Mechanismus geben, der daran beteiligt ist.

Die Drüsentheorien

Auf einmal wurde angenommen, dass dieser Mechanismus mit den Geschlechtsdrüsen zu tun haben könnte. Solch eine Verbindung wurde durch die Tatsache angedeutet, dass viele junge fettleibige Patienten eine Unterentwicklung der Genitalien zeigen. Die bei Männern im mittleren Alter und vielen Frauen in der Menopause zu beobachtende Tendenz der Gewichtszunahme, schien eine kausale Verbindung zwischen Verminderung der Sexualfunktion und Übergewicht anzuzeigen.

Jedoch - als hoch aktive Sexualhormone verabreicht wurden, wurde festgestellt, dass sie überhaupt keine Wirkung auf die Fettsucht hatten. Die Geschlechtsdrüsen konnten deshalb nicht der Sitz der Störung sein.

Die Schilddrüse

Als entdeckt wurde, dass die Schilddrüse die Rate kontrolliert, mit der Körperbrennstoff verbrannt wird, wurde angenommen, dass wenn die Schilddrüse beeinflusst wird, fettleibige Patienten ihre abnormalen Fettablagerungen schneller verbrennen können.

Dies erwies sich jedoch auch als völlig enttäuschend, da wir ja jetzt wissen, dass diese abnormalen Ablagerungen keinen Anteil am Energieumsatz des Körpers haben - sie werden unzugänglich weggeschlossen. Schilddrüsenmedikamente zwingen den Körper lediglich dazu, seine normalen Fettreserven zu verbrauchen, die bereits bei fettleibigen Patienten entleert sind und dann noch das wichtige strukturelle Fett abzubauen, ohne die abnormalen Ablagerungen zu berühren. Auf diese Weise kann ein Patient an den Rand des Verhungerns gebracht werden, obwohl er hundert Pfund Fett 'über' hat. So geschieht jede durch Schilddrüsen-Medikamente verursachte Gewichtsabnahme immer auf Kosten des Fettes, welches der Körper am dringendsten braucht.

Während die Mehrheit der fettleibigen Patienten eine vollkommen normale Schilddrüse hat, und einige sogar eine überaktive Schilddrüse haben, sieht man auch gelegentlich Fälle von echter Schilddrüsenunterfunktion.

In solchen Fällen begünstigt die Behandlung der Schilddrüse einen kleinen Gewichtsverlust, aber das ist kein Verlust abnormalen Fetts. Es ist lediglich das Ergebnis der Beseitigung einer Mucoid-Substanz (eine Art zähflüssigen Schleimes), (im Körper abgelagert) genannt: Myxödem, die/das der Körper ansammelt, wenn es eine gekennzeichnete primäre Schilddrüsenunterfunktion gibt.

Außerdem werden Patienten, die nur unter einer schweren Schilddrüsenhormon-Störung leiden, nie fettleibig im wahrsten Sinne. Vielleicht hat auch die Beobachtung, dass normale Personen - keine fettleibigen – ihr Gewicht schnell verlieren, wenn ihre Schilddrüse überaktiv ist, zur falschen Vorstellung beigetragen, dass eine Schilddrüsenunterfunktion mit Fettsucht verbunden werden kann.

Es gibt immer noch viele Missverständnisse über die angenommene Rolle der Schilddrüse bei Fettsucht, und es ist jetzt höchste Zeit, dass Schilddrüsen-Medikamente ein für alle Mal von der Liste der Heilmitteln gegen Fettsucht gestrichen werden. Insbesondere, weil das Behandeln der Schilddrüse bei einem fettleibigen Patienten, dessen Schilddrüse entweder normal oder überaktiv ist, nicht nur nutzlos ist, sondern entschieden gefährlich sein kann.

Die Hypophyse

Die nächste falsch beschuldigte Drüse war der vordere Lappen der Hypophyse, oder allgemein Hypophyse. Diese wichtigste Drüse liegt gut geschützt in einer knochigen Kapsel an der Basis des Schädels. Sie hat eine riesengroße Zahl von Funktionen im Körper, unter anderem die Regulierung aller anderen wichtigen endokrinen Drüsen. Die Tatsache, dass verschiedene Zeichen der Hypophysenschwäche häufig mit Fettsucht in Zusammenhang gebracht werden, erweckte die Hoffnung, dass der Sitz der Störung in dieser Drüse sein könnte. Aber obwohl eine Vielzahl von Hypophysen-Hormonen isoliert und viele Extrakte der Drüse entnommen wurden, erwies sich kein einziges oder auch eine Kombinationen solcher Faktoren, von irgendeinem Wert in der Behandlung der Fettsucht. Vor Kurzem wurde jedoch ein fettmobilisierender Faktor in Hypophysen gefunden, aber es ist noch zu früh, um zu sagen, ob dieser Faktor eine Rolle in der Behandlung der Fettsucht spielt.

Die Nebennieren

Kürzlich hat eine lange Reihe von hervorragenden Entdeckungen bezüglich der Tätigkeit der suprarenalen Drüsen oder Nebennieren - kleine Körper, die oben auf den Nieren sitzen - enormes Interesse hervorgerufen. Dieses Interesse wandte sich auch dem Problem der Fettsucht zu, als entdeckt wurde, dass eine Bedingung, einem schweren Fall der Fettsucht - dem sogenannten Cushing Syndrom - ähnelt – verursacht durch ein Anwachsen der Nebennieren oder durch ihre übermäßige Anregung mit ACTH, welches das Hypophysenhormon ist, das die Tätigkeit Nebennierenrinde regelt.

Als wir sahen, dass eine abnorme Anregung des Kortex Zeichen echter Fettsucht erzeugen konnte, gaben uns diese Kenntnisse keine praktischen Mittel zur Hand, um die Fettsucht durch Minderung der Tätigkeit des Kortex zu behandeln.

Es gibt keine Beweise, die darauf hinweisen, dass es bei der Fettsucht ein Übermaß an adrenocortikaler Tätigkeit gibt; tatsächlich weisen alle Beweise auf das Gegenteil hin. Es scheint eher eine Minderung der Adrenocortical-Funktion und ein Absinken der ACTH–Sekretion vom Hypophysenvorderlappen vorzuliegen.

So führte hier unsere Suche nach dem Mechanismus, der Fettsucht erzeugt, wieder in eine Sackgasse. Vor kurzem sind viele Studenten der Fettsucht zur nihilistischen Einstellung zurückgekehrt, dass Fettsucht einfach durch Überessen verursacht wird und dass es nur durch weniger Essen geheilt werden kann.

Das Diencephalon oder der Hypothalamus

Für diejenigen unter uns, die sich weigerten entmutigt zu werden, blieb eine geringe Hoffnung. Tief unten begraben im massiven menschlichen Gehirn gibt es einen Teil, den wir - genau wie alle Wirbeltiere - haben, den sogenannten Hypothalamus. Es ist ein sehr primitiver Teil des Gehirns und wird beim Menschen fast erdrückt durch die riesigen Massen des Nervengewebes, mit dem wir denken, erkennen und frei unseren Körper bewegen.

Der Hypothalamus ist der Teil, von dem aus das Zentralnervensystem alle automatischen Lebensfunktionen des Körpers, wie Atmen, Herzschlag, Verdauung, Schlaf, Sex, das Harnsystem, das autonome oder vegetative Nervensystem und, über die Hypophyse, das ganze Wechselspiel der endokrinen Drüsen kontrolliert.

Es war deshalb ziemlich angemessen anzunehmen, dass die komplizierte Operation der Speicherung und Ausgabe des Brennstoffs zum Körper auch vom Hypothalamus kontrolliert werden könnte. Es ist lange bekannt gewesen, dass der Gehalt von Zucker - einer anderen Form des Brennstoffs - im Blut von einem bestimmten Nervenzentrum im Hypothalamus abhängt.

Wenn dieses Zentrum bei Labor-Tieren zerstört wird, entwickeln sie eine Krankheit ziemlich ähnlich der menschlichen stabilen Zuckerkrankheit. Es ist auch lange bekannt gewesen, dass die Zerstörung eines anderen hypothalischen Zentrums einen unbändigen Appetit und einen schnellen Zuwachs an Gewicht in Tieren erzeugt, die ansonsten nie spontan fett werden.

Die Fett-Bank

Angenommen, dass im Menschen solch ein Zentrum wirklich existiert, das die Bewegung von Fett kontrolliert, würde seine Funktion wie die einer Bank sein müssen. Wenn der Körper vom Darm mehr Brennstoff assimiliert, als er im Moment braucht, wird dieser Überschuss in etwas abgelegt, vergleichbar einem Girokonto. Aus diesem Konto kann es immer, wenn erforderlich, abgehoben werden. Alle normalen Fettreserven sind in solch einem Girokonto eingelagert. Und es ist wahrscheinlich, dass ein Zentrum im Hypothalamus die Einlagerungen und Abgänge ausführt.

Wenn jetzt aus Gründen, die später besprochen werden, die Einlagerungen schnell wachsen, während kleine Abgänge häufiger werden, kann ein Punkt erreicht werden, der die Bankverkehrskapazität des Hypothalamus übertrifft.

Wie ein Bankier einem wohlhabenden Kunden vorschlagen könnte, anstatt eines großen und schwer zu handhabenden Girokontos, er sein Überschusskapital investieren solle, scheint der Körper ein Festgeldkonto anzulegen, in welches das ganze Überschusskapital hineingeht, aber von dem es, durch das in einem Girokonto verwendete Verfahren, nicht mehr abgehoben werden kann.

Auf diese Weise befreit die Hypothalamus-"Fettbank" sich von der ganzen Arbeit, die ihre normale Bankverkehrskapazität übersteigt. Das Auftreten der Fettsucht datiert auf den Moment, an dem der Hypothalamus diesen arbeitsersparenden Trick annimmt.

Sobald ein Festgeldkonto eröffnet worden ist, werden die normalen Fettreserven auf einem Minimum gehalten, während jeder verfügbare Überschuss auf das Festgeldkonto geschoben und deshalb aus dem normalen Umlauf genommen wird.

Drei grundlegende Ursachen der Fettsucht

Der Erbfaktor

Angenommen, es gibt eine Grenze für die Fett-Bankverkehrskapazität des Hypothalamus, folgt hieraus, dass es drei grundlegende Wege gibt, auf denen sich Fettsucht manifestieren kann. Die Erste ist, dass die Fett-Bankverkehrskapazität von Geburt an abnormal niedrig ist. Solch eine angeborene niedrige Hypothalamus-Kapazität wäre dann der vererbte Faktor der Fettsucht. Wenn dieses abnormale Merkmal deutlich vorhanden ist, wird sich Fettsucht in einem frühen Alter trotz normaler Ernährung entwickeln; dies könnte erklären, warum bei Geschwistern, die dasselbe Essen an demselben Tisch essen, einige fettleibig werden und andere nicht.

Andere Hypothalamus-Störungen

Der zweite Weg, auf dem Fettsucht sich entwickeln kann, ist das Absinken einer vorher normalen Fett-Bankverkehrskapazität infolge einer anderen Hypothalamus-Störung. Es scheint eine allgemeine Regel zu sein, dass, wenn eines der vielen Hypothalamus-Zentren besonders überfordert wird, es versucht es seine Kapazität auf Kosten anderer Zentren zu erhöhen.

In den Wechseljahren und nach einer Kastration zirkulieren die Hormone, die vorher in den Geschlechtsdrüsen erzeugt wurden, im Körper. In Gegenwart von normal arbeitenden Geschlechtsdrüsen wirken ihre Hormone wie eine Bremse auf die Sekretion der die Geschlechtsdrüsen stimulierenden Hormone des Hypophysenvorderlappens. Wenn diese Bremse entfernt wird, erhöht der Hypophysenvorderlappen enorm seine Produktion dieser, die Geschlechtsdrüsen stimulierenden Hormone, obwohl sie jetzt nicht mehr wirksam sind.

Ohne jede Reaktion von unwirksamen oder fehlenden Geschlechtsdrüsen gibt es nichts, was den Hypophysenvorderlappen daran hindert, immer mehr dieser Hormone zu erzeugen. Diese Situation verursacht eine übermäßige Beanspruchung des Hypothalamus-Zentrums, welches die Funktion der Hypophysenvorderlappens kontrolliert. Um mit dieser zusätzlichen Last fertig zu werden, scheint das Zentrum immer mehr Energie weg von anderen Zentren zu ziehen, wie diejenigen, die mit emotionaler Stabilität, dem Blutkreislauf (Hitzewallungen) und anderen autonomen Nervenregulierungen beschäftigt sind, besonders auch von der nicht so lebenswichtigen Fett-Bank.

Der so genannte stabile Typ der Zuckerkrankheit involviert stark das Hypothalamus-Blutzucker-Regulierungszentrum.

Der Hypothalamus versucht, dieser abnormen Last Herr zu werden, indem er Energie, die für die Fettbank bestimmt war, zum zuckerregulierenden Zentrum schaufelt, mit dem Ergebnis, dass die Fett-Bankverkehrskapazität auf den Punkt reduziert wird, an dem sie gezwungen wird, ein Festgeldkonto zu eröffnen, und so die Störung beginnt, die wir Fettsucht nennen.

In diesem Fall würde man die Zuckerkrankheit als die primäre Ursache der Fettsucht betrachten müssen, aber es ist auch möglich, dass der Prozess in dem Sinne umgekehrt wird, dass ein unzulängliches oder überarbeitetes Fettzentrum Energie vom Zuckerzentrum abzieht, wobei in diesem Fall die

Fettsucht die Ursache dieses Typs der Zuckerkrankheit wäre, an der die Bauchspeicheldrüse nicht in erster Linie beteiligt ist.

Schließlich ist es denkbar, dass beim Cushing Syndrom jene Symptome, die der Fettsucht ähneln, vollkommen aufgrund des Abzugs der Energie von der Hypothalamus-Fettbank entstanden sind, um es dem sehr gestörten Zentrum bereitzustellen, welches das Hypophysenvorderlappen-Nebennierenrinden-System regelt.

Da Fettsucht durch eine markante ererbte Störung am Fettzentrum oder durch eine völlig andere Hypothalamus-Regulationsstörung verursacht wird, hat ihr Auftreten offensichtlich nichts mit Überessen zu tun. In jedem Fall ist es sicher, dass die Fettsucht sich unabhängig von diätetischen Beschränkungen entwickelt.

In diesen Fällen wird jedes erzwungene Nahrungsmitteldefizit von wichtigen Fettreserven und normalem Strukturfett zehren, zum Nachteil der allgemeinen Gesundheit des Patienten.

Die Erschöpfung der Fettbank

Aber es gibt noch einen dritten Weg, auf dem Fettsucht sich manifestieren kann. Das passiert, wenn ein vermutlich normales Fettzentrum plötzlich - die Betonung liegt auf plötzlich - mit einer enormen Menge Essen weit über den momentanen Bedürfnissen konfrontiert ist.

Auf den ersten Blick scheint es wirklich so, dass wir hier einen echten Fall von Überessen haben, der verantwortlich für die Fettsucht ist, aber bei weiterer Analyse wird bald klar, dass die Beziehung von Ursache und Wirkung nicht so einfach ist.

Nehmen wir erstens an, dass die Kapazität des Fettzentrums normal ist, während es möglich und sogar wahrscheinlich ist, dass nur Personen, die ein ererbtes Merkmal in dieser Richtung haben, fettleibig werden können, indem sie sich überessen.

Zweitens bleibt in vielen dieser Fälle die Summe des gegessenen Essens dieselbe. Es ist nur der Verbrauch des Brennstoffs, der sich plötzlich verringert hat, z.B. wenn ein Athlet seit vielen Wochen mit einem gebrochenen Knochen bettlägerig ist, oder wenn ein Mensch, der ein hoch aktives Leben führt, plötzlich an seinen Schreibtisch im Büro und an den Fernseher zu Hause gezwungen ist.

Oder wenn eine Person, die in einem kalten Klima aufgewachsen ist, in ein tropisches Land versetzt wird und wie zuvor isst, kann sich eine Fettsucht entwickeln, weil in der Hitze viel weniger Brennstoff erforderlich ist, um die normale Körpertemperatur aufrechtzuerhalten.

Wenn eine Person einen langen Zeitraum der Entbehrung erträgt, sei es wegen einer chronischen Krankheit, Armut, Hungersnot oder Krieg, passen sich ihre Hypothalamusregulierungen einigermaßen der niedrigen Nahrungsmittelaufnahme an

Wenn sich dann plötzlich diese Bedingungen ändern und der Mensch frei ist, das ganze Essen zu essen, das er will, ist dies dafür verantwortlich, sein Fettregulationszentrum zu überfordern.

Während des letzten Krieges wurden ungefähr 6000 äußerst unterernährte polnische Flüchtlinge, die grauenhafte Jahre in Russland erlebt hatten, in ein Lager in Indien transportiert, wo sie gut aufgenommen, normale britische Armee-Rationen und etwas Bargeld bekamen, um einige Extras zu kaufen. Innerhalb von ungefähr drei Monaten litten 85 % unter Fettsucht.

In einer Person, die grobes und rohes Essen isst, läuft die Verdauung langsam ab. Nur eine kleine Menge Nahrung wird auf einmal vom Darm assimiliert. Wenn solch eine Person plötzlich hoch raffinierte Nahrungsmittel wie Zucker, weißes Mehl, Butter und Öl erhält, werden diese so schnell assimiliert und verdaut, dass der Ansturm eingehender Brennstoffe, die mit jeder Mahlzeit ankommen, schließlich die Hypothalamus-Regulationsmechanismen überfordern und so zu Fettsucht führen.

Dies wird oft beobachtet bei armen Menschen, die plötzlich reich genug sind, um die teureren raffinierten Nahrungsmittel zu kaufen, obwohl die Gesamtkalorienaufnahme dieselbe bleibt oder sogar weniger ist als vorher.

****

Die gesamte Übersetzung von Dr. A.T.W. Simeons kann hier als PDF heruntergeladen werden:

http://7.ly/m8W

Literaturempfehlungen (Links)

Risikofaktor Vitaminmangel: Hochleistungsstoffe für Nerven und Immunsystem - Schutz gegen Krebs – von Andreas Jopp

Gesund länger leben durch OPC. Der natürliche Vitalstoff für das neue Jahrtausend – von Anne Simons

MSM - eine Super-Substanz der Natur: Hilfe bei Schmerz, Entzündung und Allergie – von Frank Liebke

Alle Bücher von Fereydoon Bathmanghelidj zum Thema Wasser

Pounds & Inches: A New Approach to Obesity [Englisch] – von Dr. A.T.W. Simeons

faktor-L Neue Medizin & HCG * Homöopathie: oder: Hamer trifft Hahnemann – von Christopher Ray

CD „Totale Entspannung“ von Simone Tanz

HAFTUNGSAUSSCHLUSS

Die hier dargestellten Inhalte dienen ausschließlich der neutralen Information und allgemeinen Weiterbildung. Sie stellen keine Empfehlung oder Bewerbung der beschriebenen oder erwähnten diagnostischen Methoden, Behandlungen oder Arzneimittel dar. Der Text erhebt weder einen Anspruch auf Vollständigkeit noch kann die Aktualität, Richtigkeit und Ausgewogenheit der dargebotenen Information garantiert werden. Der Text ersetzt keinesfalls die fachliche Beratung durch einen Arzt oder Apotheker und er darf nicht als Grundlage zur eigenständigen Diagnose und Beginn, Änderung oder Beendigung einer Behandlung von Krankheiten verwendet werden. Konsultieren Sie bei gesundheitlichen Fragen oder Beschwerden immer den Arzt Ihres Vertrauens! Die-Adipositas-Kur.de und der Autor übernehmen keine Haftung für Unannehmlichkeiten oder Schäden, die sich aus der Anwendung der hier dargestellten Information ergeben.

AUTOR: Matthias Jünemann, Tellstrasse 11, 90409 Nürnberg, Deutschland

Tel: 0911/ 5819895, email: die-adipositas-kur@gmx.de

DIE ADIPOSITAS KUR

Einfach Clever abnehmen!